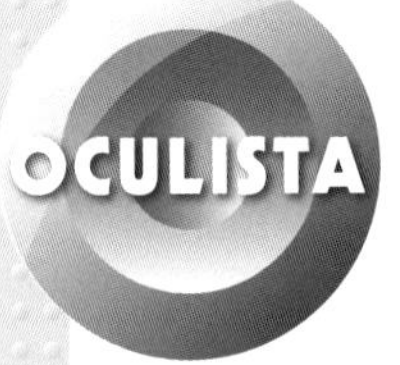

編集企画にあたって…

世界における近視人口は確実に増加しています．2050年までに，-0.5D以上の近視は世界人口の約50%となり，東アジアにおいては65%を超えると予想されています．-5.0D以上の強度近視も2000年の2.7%から2050年には約10%になるとされています．強度近視眼は，眼軸の延長に伴いさまざまな変化を生じ，正視眼ではみられないさまざまな疾患を発症します．いわゆる病的近視といわれるような眼底を持つ眼は，正視眼がそのまま前後に大きくなっただけではありません．強膜・脈絡膜の菲薄化や視神経乳頭周囲の変化，網膜・脈絡膜血管構造の変化，これら病的近視における多くの構造的変化が現在のOCTをはじめとする検査機器の進歩により明らかとなりました．また，正視眼でみられる疾患も強度近視で発症することがあります．この場合，多くの疾患で，強度近視眼は非強度近視眼よりも重症度が高く，治療に関しても合併症が多く，アウトカムが低くなりがちです．近視性脈絡膜新生血管に対する抗VEGF薬治療，黄斑前膜や黄斑分離症に対する内境界膜剝離等，正視眼と同じ感覚で治療を徹底的に行うと，治療後に黄斑萎縮が進んでしまったり，二次性の黄斑円孔が生じるなど，かえって結果を悪くしてしまうことがあります．強度近視眼にみられる疾患の診療には，合併症に注意を払いつつ，難しい病態を理解して確実に治療をすすめて行く必要があります．しかしながら，たとえ最適な治療が行えたとしても，最終的に網脈絡膜萎縮が進行し，視機能が大きく損なわれてしまうこともあります．残された視力はわずかでも，健全で充実した日々を楽しく過ごしてもらえるよう，ロービジョンケアは非常に重要です．

本企画では，強度近視の診療に深い造詣をお持ちの先生方にお願いして，メディカル／サージカルレチナから，斜視，緑内障，白内障，ロービジョンそして薬物治療まで，現在の最新のトピックをご教示いただきました．大変読み応えのある内容であるとともに，強度近視の診療に大きく自信を持てるよう，教育的な事柄も多く書いていただきました．大変なご多忙のなか，ご執筆いただいた先生方に心から御礼申し上げます．

本号は「強度近視のトータルケア」をそのままお手元に置いていただけるような一冊になっていると確信しております．どうか明日からの強度近視患者さんの診療にお役立てください．

2021年10月

馬場隆之

KEY WORDS INDEX

和 文

欧 文

WRITERS FILE

（50 音順）

五十嵐多恵
（いがらし たえ）

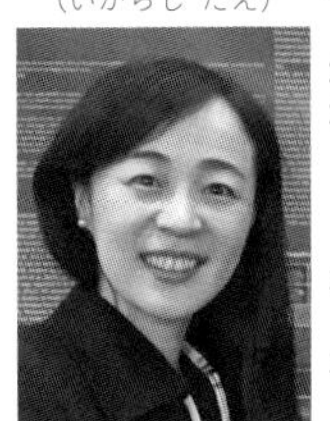

2004年 金沢大学卒業
2009年 東京医科歯科大学眼科入局
2015年 同，助教
2018年 米国ハーバード大学マサチューセッツ眼科耳鼻科病院，網膜フェロー
2019年 東京医科歯科大学眼科，医学部内講師
2021年 同，講師（キャリアアップ）

厚東 隆志
（ことう たかし）

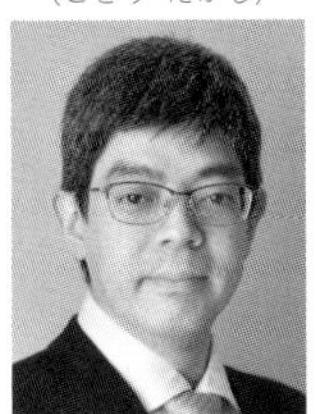

2001年 慶應義塾大学卒業
同眼科学教室入局
2003年 同大学大学院博士課程
2007年 東京都済生会中央病院，医員
2008年 慶應義塾大学眼科学教室，助教
2013年 杏林大学眼科学教室，講師
2021年 同，准教授

中尾 紀子
（なかお のりこ）

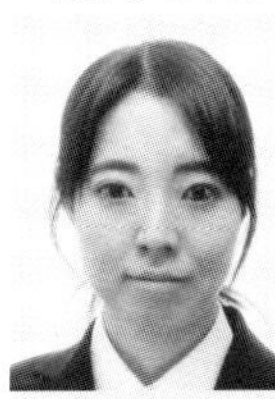

2014年 東京医科歯科大学卒業
2017年 同大学眼科学教室入局
東京都立広尾病院，医員
東京医科歯科大学医学部附属病院，レジデント
2018年 東京都立広尾病院，一般非常勤
2020年 東京医科歯科大学医学部附属病院，医員

臼井 審一
（うすい しんいち）

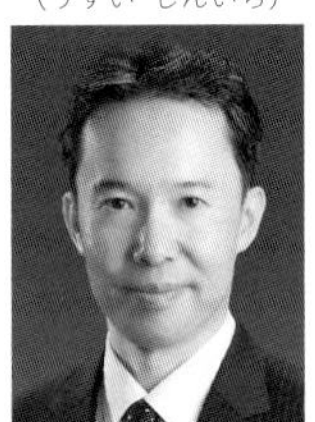

1997年 徳島大学卒業
大阪大学眼科入局
県立西宮病院眼科
1998年 八尾市立病院眼科
2003年 大阪大学大学院修了
県立西宮病院眼科，医長
2006年 ジョンズホプキンス大学 wilmer 眼研究所，ボシュロム研究員
2009年 大阪大学眼科，医員
2010年 大阪医療センター眼科
2012年 大阪大学眼科，助教
2013年 同，学部内講師
2015年 同，講師

佐柳 香織
（さやなぎ かおり）

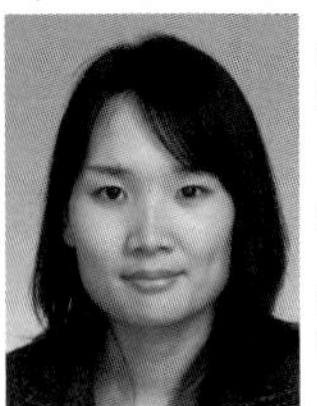

2001年 神戸大学卒業
大阪大学医学部附属病院眼科
2003年 大阪船員保険病院眼科
2007年 米国クリーブランドクリニックコール眼研究所
2008年 大阪大学医学部大学院修了
2009年 大阪厚生年金病院眼科
2011年 淀川キリスト教病院眼科
2012年 市立豊中病院眼科
2013年 大阪大学医学部附属病院眼科
2019年 さやなぎ眼科，院長

根岸 一乃
（ねぎし かずの）

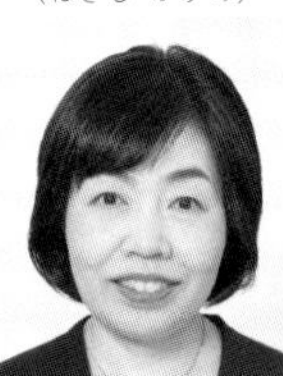

1988年 慶應義塾大学卒業
同大学眼科学教室入局
1995年 国立埼玉病院眼科，医長
1998年 東京電力病院眼科，科長
2001年 慶應義塾大学眼科学教室，専任講師
2007年 同，准教授
2017年 同，教授
2021年 同，教授・教室主任

栗山 晶治
（くりやま しょうじ）

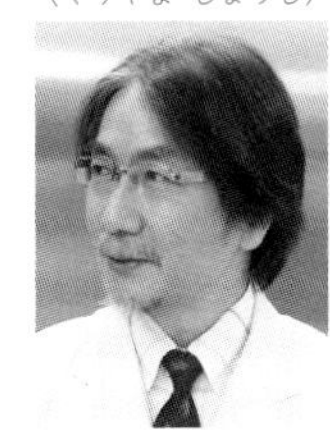

1986年 京都大学卒業
同大学眼科入局
1988年 同大学大学院
1991年 米国カリフォルニア州立大学ロサンゼルス校ジュール・シュタイン・アイ・インスティテュート留学
1993年 京都大学眼科，助手
1995年 神戸中央市民病院眼科
2000年 兵庫県立尼崎病院眼科，部長
2005年 大津赤十字病院眼科，部長
2016年 洛和会音羽病院アイセンター，所長

島田 典明
（しまだ のりあき）

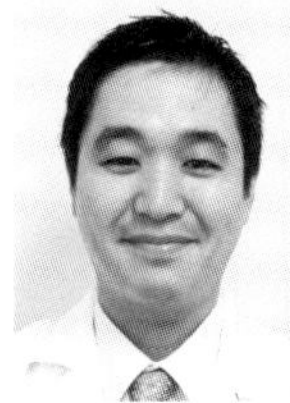

1999年 東京医科歯科大学卒業
2000年 取手協同病院眼科
2001年 都立荏原病院（現，荏原病院）眼科
2008年 東京医科歯科大学大学院卒業
2010年 久喜総合病院眼科
2012年 川口市立医療センター眼科
2014年 東京医科歯科大学眼科
2016年 赤羽しまだ眼科，開院

馬場 隆之
（ばば たかゆき）

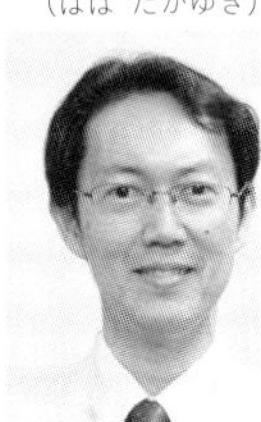

1997年 東京医科歯科大学卒業
1999年 都立広尾病院眼科
2001年 東京医科歯科大学眼科，医員
2003年 同，助教
2006年 千葉大学眼科，助教
2007年 米国ジョンズホプキンス大学ウィルマー眼研究所
2012年 千葉大学眼科，講師
2017年 同，准教授

世古 裕子
（せこ ゆうこ）

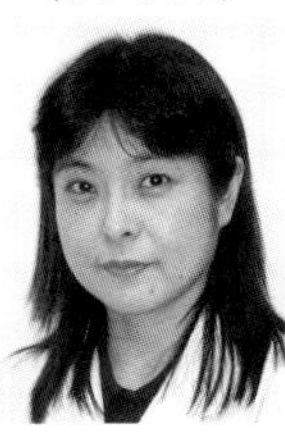

1990年 東京医科歯科大学卒業
1996年 同大学大学院修了
東京都立広尾病院眼科
1997年 東京医科歯科大学眼科，助手
2000年 National Eye Institute/National Institute of Health に留学
2002年 川口市立医療センター眼科
2007年 国立成育医療研究センター研究所，研究員
2011年 国立障害者リハビリテーションセンター研究所，研究室長
2017年 同，感覚機能系障害研究部長

望月 嘉人
（もちづき よしひと）

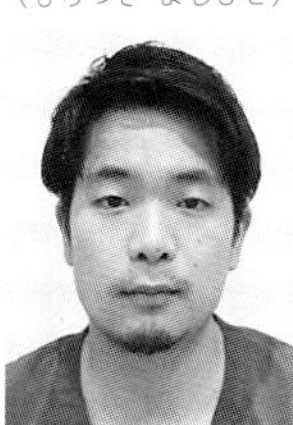

2016年 兵庫医科大学卒業
2016年 住友病院，初期研修医
2018年 兵庫医科大学病院眼科学教室入局
2019年 岡本病院眼科
2021年 兵庫医科大学病院眼科学講座，助手

強度近視・病的近視をどう診るか

編集企画／千葉大学准教授　馬場隆之

Monthly Book
OCULISTA
編集主幹／村上　晶　高橋　浩　堀　裕一

CONTENTS

No.105 / 2021. 12◆目次

「OCULISTA」とはイタリア語で眼科医を意味します．

MB OCULI. No. 105：1－7, 2021

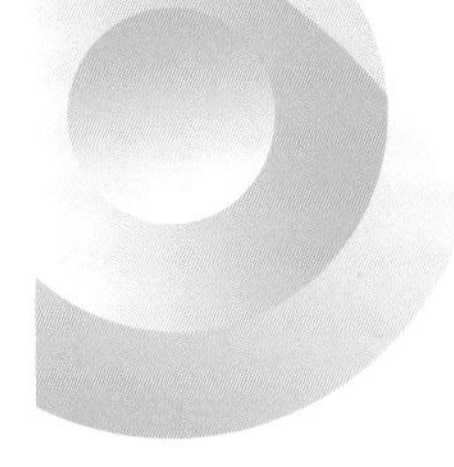

特集／強度近視・病的近視をどう診るか

近視性黄斑症

OCULISTA

中尾紀子[*1]　大野京子[*2]

Key Words：病的近視(pathologic myopia)，近視性黄斑症(myopic maculopathy)，近視性黄斑部新生血管(myopic macular neovascularization：myopic MNV)，乳頭周囲びまん性萎縮(peripapillary diffuse choroidal atrophy：PDCA)

Abstract：近視性黄斑症は病的近視眼の眼底後極部に特徴的な黄斑部病変であり，視機能障害をきたしうるさまざまな病的近視眼に伴う合併症発症の要因となる．2015年の国際メタ解析研究にて，近視性黄斑症は，近視性網脈絡膜萎縮病変と，いかなる段階の近視性網脈絡膜萎縮病変においても生じうる3つのプラス病変(近視性脈絡膜新生血管，Fuchs斑，lacquer crack)から構成されることが定義された．2015年の国際メタ解析研究における近視性黄斑症の分類は眼底写真の主観的な判定に基づくものであるが，2019年にはSS-OCTを用いた近視性黄斑症の分類も提唱されており，客観的な数値を用いて評価が可能となっている．診断にはAI技術も応用されるようになっており，国際間での比較解析が今後盛んに行われると考えられる．

成人における近視性黄斑症

1．近視性黄斑症の定義

近視性黄斑部新生血管(macular neovascularization：MNV)を含む近視性黄斑症は，病的近視の代表的な眼合併症である近視性牽引黄斑症(myopic traction maculopathy：MTM)や，近視性緑内障様視神経症(myopia-associated glaucoma-like optic neuropathy：MGON)と並んで，病的近視患者の視覚障害の要因となる重要な合併症である．2015年の国際メタ解析研究(Meta-Analysis for Pathologic Myopia study：META-PM study)の結果，近視性黄斑症は，近視性網脈絡膜萎縮病変と，いかなる段階の近視性網脈絡膜萎縮病変においても生じうる3つのプラス病変(近視性MNV，Fuchs斑，lacquer crack)から構成されることが定義された(表1)[1)2)]．

2．近視性網脈絡膜萎縮

近視性網脈絡膜萎縮病変は長期経過における進行形式からカテゴリー分類され，カテゴリー0は病変なし，カテゴリー1は紋理眼底(脈絡膜血管が透見される眼底変化)(図1-a)，カテゴリー2はびまん性網脈絡膜萎縮病変(図1-b，c)，カテゴリー3は限局性網脈絡膜萎縮病変(図1-d)であり，カテゴリー4は黄斑部萎縮(図1-e)と定義される．この分類を基に，病的近視眼とは「カテゴリー2以上の近視性網脈絡膜萎縮病変もしくはプラス病変を認めるもの，または後部ぶどう腫を有する眼」と定義される．

カテゴリー2のびまん性網脈絡膜萎縮病変(図1-b，c)は初期には視神経乳頭周囲の黄色調の点状，あるいは線状病変として生じ，進行すると後極部全域が黄色調を呈する網脈絡膜萎縮である．病理組織学的には網膜色素上皮層の萎縮や，脈絡膜毛細血管板の部分閉塞を示す．病変部位では，

[*1] Noriko NAKAO，〒113-8510　東京都文京区湯島1-5-45　東京医科歯科大学眼科学教室
[*2] Kyoko OHNO，同，教授

表 1. 近視性黄斑症の国際分類

	近視性黄斑症		プラス病変
カテゴリー0	黄斑病変なし	+	lacquer cracks 近視性黄斑部新生血管 Fuchs 斑
カテゴリー1	紋理眼底		
カテゴリー2	びまん性萎縮病変		
カテゴリー3	限局性萎縮病変		
カテゴリー4	黄斑部萎縮		

(文献1より引用)

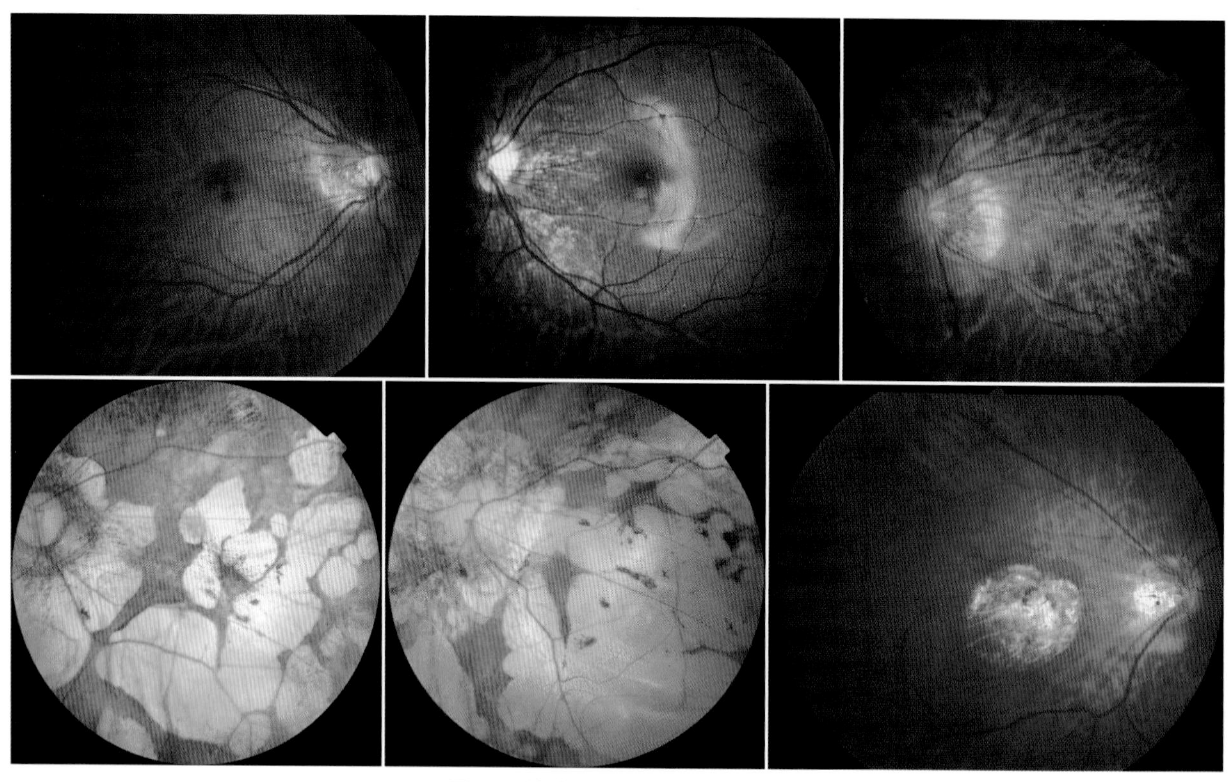

図 1. 近視性網脈絡膜萎縮の種類

a：紋理眼底　b：乳頭周囲びまん性萎縮病変　c：びまん性萎縮病変
d：限局性萎縮病変　e：近視性 MNV 関連黄斑部萎縮　f：限局性萎縮病変関連黄斑部萎縮

(文献1より引用)

a|b|c
d|e|f

脈絡膜血管の変性と同時に，脈絡膜の色素細胞も変性・萎縮し，結合組織に置換される．

カテゴリー3の限局性網脈絡膜萎縮病変(図1-d)はびまん性萎縮が高度に進行した眼底後極部に，境界明瞭な黄色斑状の萎縮巣として発生する網脈絡膜萎縮である．しばしば内部に色素沈着を伴う．病理では，同部位の Burch 膜は面状に消失し，脈絡膜毛細血管は完全閉塞している．また，網膜色素上皮や視細胞は二次的に機能を喪失し，病変部位は絶対暗点となる．

カテゴリー4の黄斑部萎縮(図1-e)には，①近視性 MNV の萎縮期に生じる近視性 MNV 関連黄斑部萎縮，②硝子体手術後に生じる硝子体手術関連黄斑部萎縮，③限局性萎縮が長期経過において拡大・融合し，最終的に黄斑部を巻き込むことで中心視力を障害する限局性萎縮病変関連黄斑部萎縮の3つが知られている．③の限局性萎縮が最終的に黄斑部を障害することは，通常，黄斑部から離れる方向に限局性萎縮が拡大・融合するため非常に稀であり，病的近視眼の黄斑部萎縮のほとんどは，①の近視性 MNV 関連黄斑部萎縮である．

META-PM study における眼底写真での近視

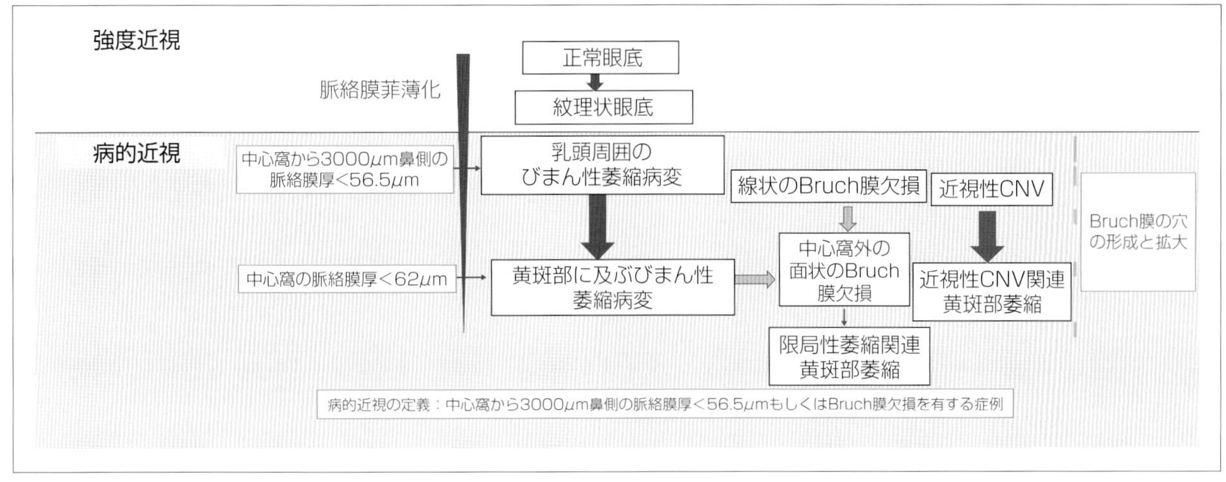

図 2. 近視性黄斑症の長期経過における進行形式と OCT による診断基準

（文献 1 より引用）

性黄斑症の診断は主観的であり，人種や眼底色素の濃淡によっては判定困難であるといった問題があった．2019 年に Fang らは，これらの問題点を克服し，より客観的で定量的な近視性黄斑症の診断基準を確立することを目指し，swept-source OCT による解析を強度近視患者 884 名 1,487 眼において行った[3]．黄斑中心のラジアルスキャン画像をもとに，中心窩下・中心窩の上方・下方・耳側・鼻側の 5 か所において，網膜および脈絡膜の厚みの計測を行った．この結果，各計測点における脈絡膜厚は近視性黄斑症のカテゴリー 0〜2 までは，カテゴリーが重症化するほど有意な菲薄化を認めた．

ROC 曲線（受信者動作特性曲線）を用いた統計解析の結果，乳頭周囲のびまん性萎縮を同定するためには，中心窩から 3,000 μm 鼻側の脈絡膜厚が 56.5 μm 以下であること，また黄斑に及ぶびまん性萎縮を同定するためには中心窩脈絡膜厚が 62.0 μm 以下であることが有用な指標であることが示された．一方で，カテゴリー 2〜4 までにおいてはすでに脈絡膜は高度に菲薄化しており，各進行段階において有意な脈絡膜厚変化は認めず，カテゴリー 2 から 3 への進行，もしくはカテゴリー 2 から 4 への進行は Bruch 膜の孔が新たに形成されることにより定義されることが示された．Fang らの一連の研究成果を総合した結果，近視性黄斑症の長期経過における進行形式と swept-source OCT を用いた近視性網脈絡膜萎縮の評価方法は図 2 のように総括されることが示された．

以上より診断の際には眼底写真に加え，OCT による鼻側および中心窩脈絡膜厚菲薄化の所見や，Bruch 膜の断裂の有無が重要となる．また，OCT にて次項で述べる近視性 MNV や網膜分離や分層円孔等，MTM を示唆する所見有無の確認，ゴールドマン視野検査で MGON 等の他の合併症の除外を行うことが望ましい．黄斑部萎縮では，硝子体手術もしくは限局性萎縮関連の黄斑部萎縮を疑う症例でも，OCT にて Fuchs 斑を伴った退縮後の MNV が確認されることで，近視性 MNV 関連黄斑部萎縮と診断されることがある．病的近視眼では MNV が自覚症状なく退縮していることもあり，鑑別には近視性 MNV の病歴だけではなく，OCT で退縮後の MNV の有無を精査する必要もある．

3．近視性 MNV と Fuchs 斑

近視性 MNV は近視を原因として生じる網膜色素上皮上の MNV で，多くは 2 型 MNV である．萎縮が比較的軽い若年者の強度近視眼に生じることが多い．加齢黄斑変性（age-related macular degeneration：AMD）に比べると比較的小型の灰白色の網膜下隆起病変で，主に中心窩下および傍中心窩下に存在するが，近視性 MNV は小さく検眼鏡的に明らかでない場合も多い（図 3）．滲出性変化も軽度であることが多く，無治療で放置して

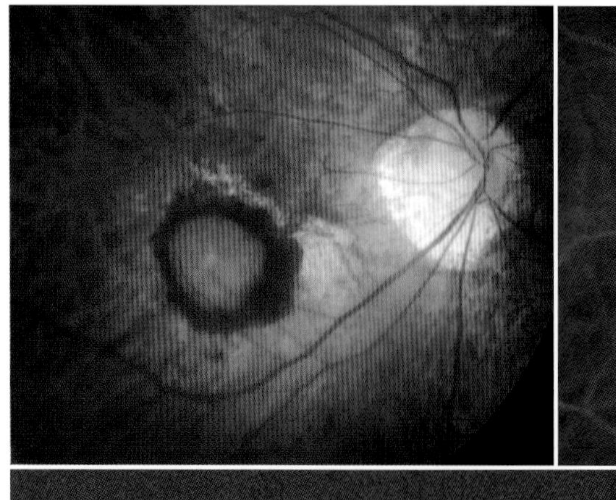

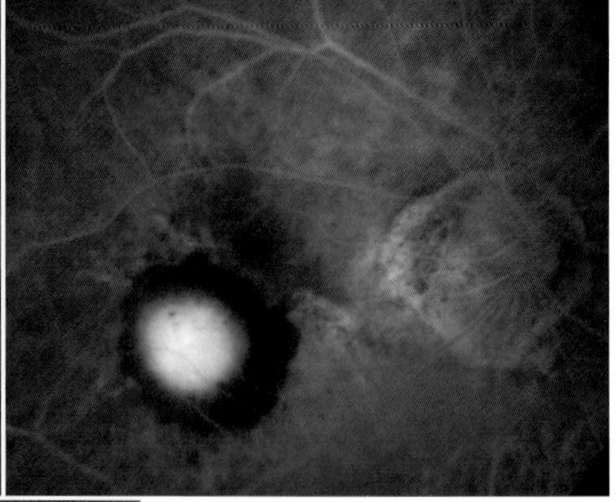

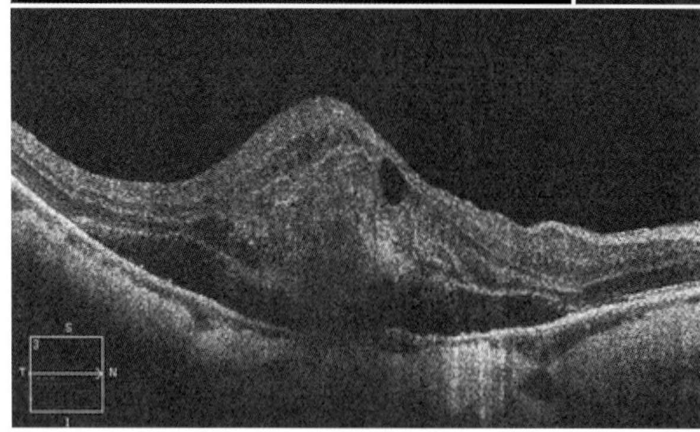

a | b
c |

図 3.
近視性脈絡膜新生血管
a ：眼底写真
b ：フルオレセイン蛍光眼底造影
c ：OCT 断面図
（文献 9 より引用）

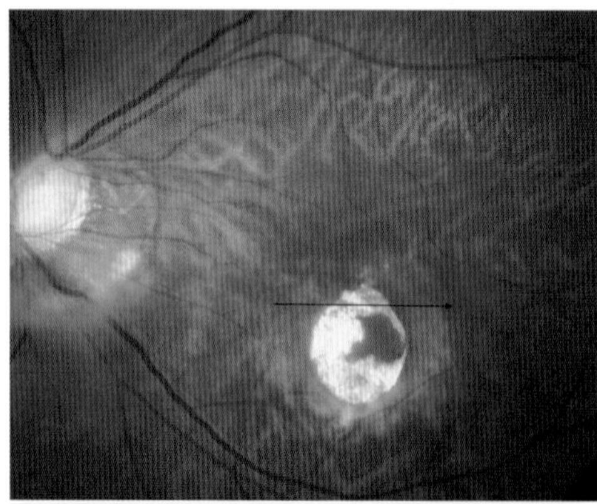

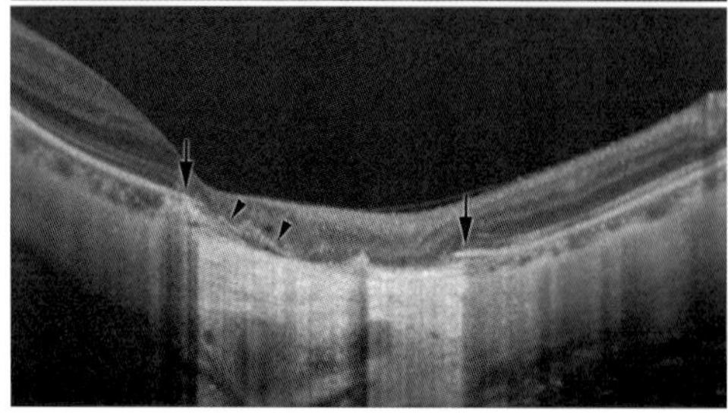

図 4. Fuchs 斑
a ：眼底写真
b ：a 矢印部の OCT 水平断（矢印：RPE 断端，矢頭：Bruch 膜断裂）
（Am J Ophthalmol 166：22–28, 2016. より引用）

a
b

も自然退縮することが多い．

しかし，近視性 MNV は，中心窩およびその近傍に好発しやすく，かつ退縮後に網膜色素上皮と基底膜の過形成からなる Fuchs 斑と呼ばれる色素沈着を伴った瘢痕病巣を形成するため，これが黄斑を障害し，比較的急速に黄斑萎縮に至ることが多い（図 4）．近視性 MNV による黄斑萎縮は，近視性脈絡膜新生血管関連黄斑萎縮と呼称され，斑状萎縮とは区別される．無治療で経過した場合，発症後 10 年以内に 96.3%が網膜脈絡膜萎縮により 0.1 以下の視力になったとの報告がある[4]．

診断には視力低下や歪視等の自覚症状があれば，まず OCT によるスクリーニングを行う[5]．近視性 MNV は OCT 上では網膜色素上皮上に広がる中～高輝度の隆起性病変として描出される．活動期には MNV 周囲の網膜下出血や網膜浮腫に伴う網膜厚の増加，囊胞様浮腫，網膜下液，フィブリン形成等の滲出性変化を伴う．

MNV のタイプの判定や活動性の判断等にはフルオレセイン蛍光眼底造影（FA）がより優れており，初回の確定診断や経過観察時に OCT で判断に迷う場合等に併用する．近視性 MNV は FA で

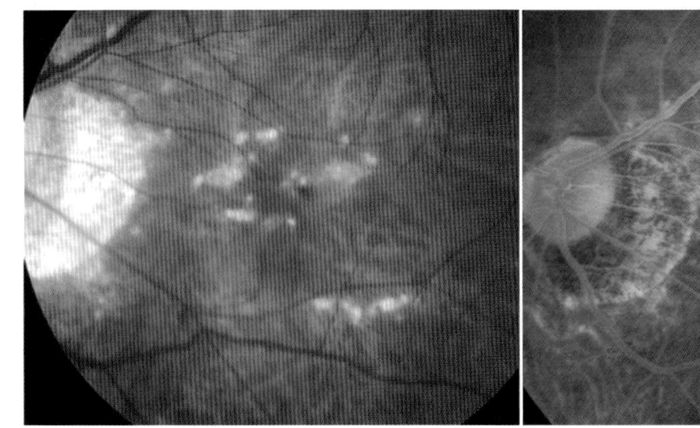
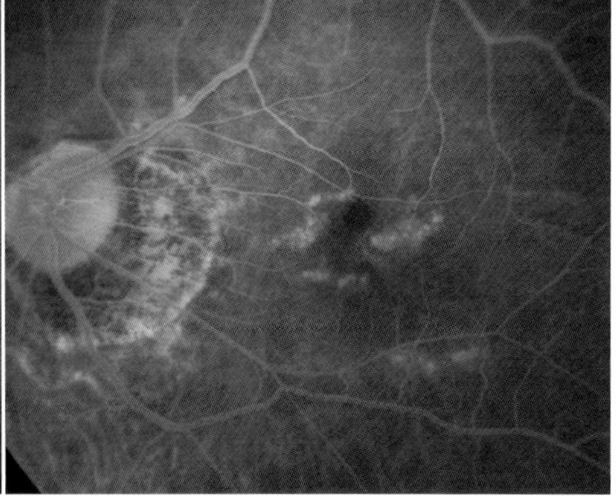

a|b

図 5. Lacquer crack
a：眼底写真
b：フルオレセイン蛍光眼底造影
（文献9より引用）

は初期より明瞭な過蛍光を認め，中期から後期に蛍光漏出を認める．蛍光漏出の程度は一般的にAMDに比べると控えめである．網膜脈絡膜萎縮部位ではwindow defectにより早期から過蛍光を認めるが，蛍光漏出は認めない．

インドシアニングリーン蛍光眼底造影（ICGA）でも近視性MNVの新生血管網の確認はできるがFAのほうが感度が高い．眼底自発覚光検査（FAF）では網膜脈絡膜萎縮部位は低蛍光となり，新生血管周囲に形成された萎縮の範囲を評価するのに役立つ．近年ではOCT angiographyでMNVの血管塊の描出が可能である[6]．

近視性MNVに関しては，治療として血管内皮増殖因子（vascular endothelial growth factor：VEGF）阻害薬の硝子体内注射を施行する[7]．AMDと比較すると再発は少なく，初回1回投与後はMNVの活動性によって，必要に応じて投与する．

黄斑部における脈絡膜新生血管とその末期病変としてのFuchs斑は病的近視眼の5～10%に発生する[8]．Fuchs斑の多くはBruch膜の断裂部を通って脈絡膜新生血管が色素上皮下に侵入し，漿液性・出血性色素上皮剝離を起こしたものである．組織学的には，色素上皮細胞下に線維血管組織の形成がみられる．またFuchs斑には，網脈–脈絡膜の血管吻合により生じるものもある．網膜下新生血管はFA・ICGAにてフルオレセイン・インドシアニングリーンの漏出や組織染色を呈するが，色素上皮細胞の増殖が著しいとフルオレセイン・インドシアニングリーンの漏出も組織染色も認められなくなる．

4．Lacquer crackと単純型黄斑部出血

Lacquer crackは黄斑部付近にみられる黄白色の線状病変であり，立体的に観察すると周囲網膜から窪んでいるようにみえる（図5）．機械的伸展によるBruch膜の断裂によると考えられている[9]．これは病理組織学的に病的近視眼ではBruch膜の断裂がみられるという所見に基づいた解釈であるが，検眼鏡的にみられる黄色線状病変が組織的にみられるBruch膜断裂に一致するという臨床病理的報告は未だない．Lacquer crackによる裂隙は，将来，脈絡膜新生血管を伴う結合組織が，色素上皮下あるいは網膜下へ増殖する足場となる．また，限局性萎縮病変のなかにはlacquer crackの拡大により生じるものがある．

眼底は紋理眼底か軽度のびまん性網脈絡膜萎縮であることが多い．OCTでは網膜色素上皮の断裂および深部信号の増強を認める．FAでは早期から後期まで過蛍光が持続し，眼底自発蛍光では低自発蛍光としてみられる．ICGAでは線状の低蛍光としてみられる．生野らはHRA2 ICGAがlacquer crackの診断において極めて有用性が高いと報告している．これらの種々の画像所見からも，lacquer crackの病態が網膜色素上皮／Bruch

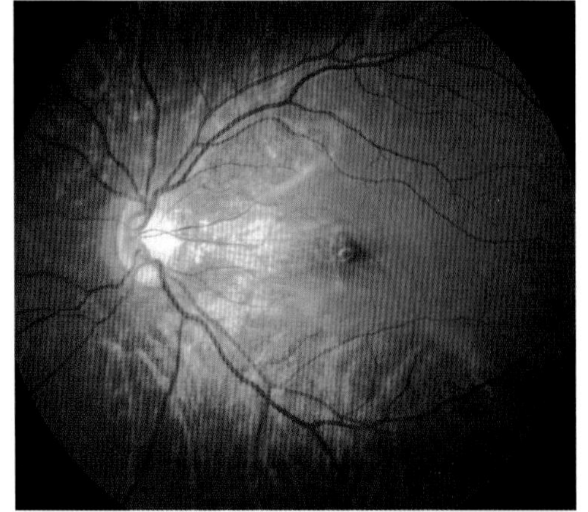

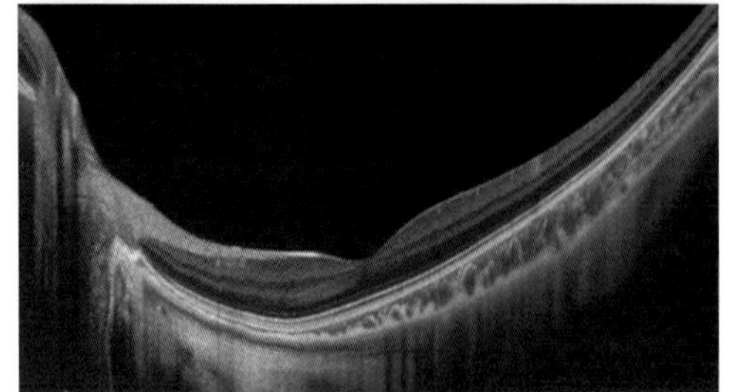

図 6. 近視性脈絡膜萎縮病変の小児期における早期所見 a/b
a：乳頭周囲びまん性萎縮
b：中心窩鼻側脈絡膜菲薄化
（文献 12 より引用）

膜から脈絡毛細血管板レベルまでの断裂という病態であるということが示されている.

Lacquer crack は一度できると次々と生じる傾向にあり，新しい lacquer crack が生じた際には脈絡膜毛細血管も同時に傷害されるため，単純型黄斑部出血といわれる出血を伴うことが多い[10]. 単純型黄斑部出血の正確な頻度は不明であるが，強度近視眼の 3% 程度に生じるものと推測されている[11]. 初診時に出血のあった強度近視眼を集めてみると約 4 割が単純型黄斑部出血であったとする報告がある[11]. 近視性 MNV による出血が 60 歳代以降に多いのに対し，単純型黄斑部出血は 40 歳代以下の若年に多い. 眼底所見としては網膜下の出血であり，多くの場合 1 乳頭径程度の範囲で，また脈絡膜血管が透見できる程度の量である. すでに lacquer crack を伴っている場合もあれば，出血が吸収された後に lacquer crack が明らかになる場合もある. 出血の分布により色調の濃淡はあるが，脈絡膜新生血管に相当する灰白色隆起性病変は認めない. OCT では網膜下の中等度反射病変を認める. FA・ICGA ともに出血によるブロックのみで，蛍光漏出はきたさない. 眼底自発蛍光もブロックによる信号減弱を示す. 単純型出血は他の所見，特に近視性 MNV を示す所見がないことによる除外診断となる. 近視性 MNV との鑑別には FA が最も確実で，漏出を伴う脈絡膜新生血管の像の検出の有無を確認できる.

小児期における近視性網脈絡膜萎縮病変の早期所見

一般に成人の病的近視眼は小児期の過度の眼軸長伸展が原因で近視が強度に至った軸性近視眼であり，成人以降も眼軸長が伸展し続ける. この過度の眼軸長伸展に伴う眼内部構造の変化が近視性網脈絡膜萎縮病変の進行の本態である. 近視性網脈絡膜萎縮進行の早期変化は乳頭周囲のびまん性萎縮であり，小児期に観察された場合は，眼軸長を伸展させない対策が必要である.

2016 年の Yokoi らの報告にて，小児期の眼底を後ろ向きに解析した結果，小児期の乳頭周囲びまん性萎縮が将来の病的近視発症を示唆する所見として挙げられた（図 6）[12]. また乳頭周囲びまん性萎縮を有する小児の眼底断層像を解析し，中心窩の鼻側において高度の脈絡膜菲薄化を認めた. また，中国一般学童における Gobi Desert Children Eye Study では，脈絡膜厚のカットオフ値を 60 μm 未満とした場合，びまん性萎縮を有する小児を感度 78%，特異度 100% で同定できることが示された.

上記より乳頭周囲びまん性萎縮および中心窩鼻側脈絡膜菲薄化を有する小児に関しては病的近視発症の可能性が高く，専門外来に紹介し眼軸長を進展させない対策を要すると考える. 紹介時にはカラー眼底写真や OCT に加え，可能であれば調節麻痺点眼下での屈折の経過があると，近視の進行速度をある程度把握することができる.

小児期に乳頭周囲びまん性網脈絡膜萎縮を認めるような早期発症の病的近視では，先天性停在性夜盲等の二次性に近視を生じる症候性疾患や遺伝性網脈絡膜の可能性がある．成長にあわせて必要な検査による鑑別を行う必要がある．また，病的近視に伴う眼合併症が生じた場合は迅速に対応する必要があるため，基本的には専門外来，もしくは紹介元での併診も含めての経過観察を検討する．

まとめ

現状において進行した近視性網脈絡膜病変に対する有効な治療法は臨床上確立されたものはないが，本稿において記述した近視性網脈絡膜病変にかかわる病態への理解を進めることにより，今後は脈絡膜非薄化の進行やBruch膜における孔の形成や拡大を阻止する新たな治療法の開発が待たれる．また，小児期における眼軸長伸展を抑制する治療として低濃度アトロピン点眼やオルソケラトロジー，多焦点ソフトコンタクトレンズ等のさまざまな治療が臨床応用されており，将来近視性網脈絡膜病変の進行に伴い重篤な視機能障害をきたすリスクの高い症例を早期に同定し，眼軸長伸展抑制を行っていくことが重要になると考えられる．さらに今後はMETA-PM studyの分類が長期経過に即したものに改正され，swept-source OCTを用いた客観的で定量的な診断基準も新たに加えられることで，近視性黄斑症の的確な診断が可能となることが期待される．

文　献

1）渡辺貴士，五十嵐多恵，大野京子：近視性網脈絡膜萎縮はどのように管理したらよいでしょうか．あたらしい眼科，**36**(臨時増刊号)：145-148, 2019.

2）Ohno-Matsui K, Kawasaki R, Jonas JB, et al：International photographic classification and grading system for myopic maculopathy. Am J Ophthalmol, **159**：877-883 e7, 2015.

3）Fang Y, Du R, Nagaoka N, et al：OCT-based diagnostic criteria for different stages of myopic maculopathy. Ophthalmology, **126**：1018-1032, 2019.

4）Yoshida T, Ohno-Matsui K, Yasuzumi K, et al：Myopic choroidal neovascularization：a 10-year follow-up. Ophthalmology, **110**：1297-1305, 2003.

5）Neelam K, Cheung CM, Ohno-Matsui K, et al：Choroidal neovascularization in pathological myopia. Prog Retin Eye Res, **31**：495-525, 2012.

6）Miyata M, Ooto S, Hata M, et al：Detection of myopic choroidal neovascularization using optical coherence tomography angiography. Am J Ophthalmol, **165**：108-114, 2016.

7）Wong TY, Ohno-Matsui K, Leveziel N, et al：Myopic choroidal neovascularization：current concepts and update on clinical management. Br J Ophthalmol, **99**：289-296, 2015.

8）Grossniklaus HE, Green WR：Pathologic findings in pathologic myopia. Retina, **12**：127-133, 1992.

9）Ohno-Matsui K：Pathologic Myopia. Asia Pac J Ophthalmol, **5**：415-423, 2016.
Summary　病的近視に関する知見を各項目ごとに詳細にまとめられたreview article.

10）Ohno-Matsui K, Ito M, Tokoro T：Sburetinal bleeding without choroidal neovascularization in pathologic myopia. A sighn of new lacquer crack formation. Retina, **16**：196-202, 1996.

11）Hayasaka S, Uchida M, Setogawa T：Subretinal hemorrhages with or without choroidal neovascularization in the maculas of patients with pathologic myopia. Graefes Arch Clin Exp Ophthalmol, **228**(4)：277-280, 1990.

12）Yokoi T, Jonas JB, Shimada N, et al：Peripapillary diffuse chorioretinal atrophy in children as a sign of eventual pathologic myopia in adults. Ophthalmology, **8**：1783-1787, 2016.

MB OCULI. No. 105：9－14, 2021

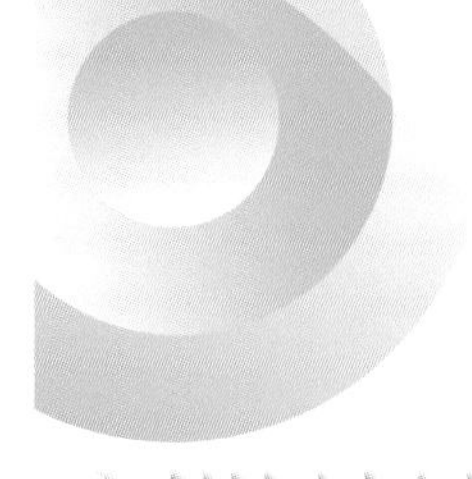

特集／強度近視・病的近視をどう診るか

近視性脈絡膜新生血管

佐柳香織*

Key Words： 近視性脈絡膜新生血管(myopic choroidal neovascuralization)，近視性黄斑症(myopic maculopathy)，optical coherence tomography angiography：OCTA，抗血管内皮増殖因子療法(anti-VEGF therapy)，病的近視(pathological myopia)

Abstract： 近視性脈絡膜新生血管(CNV)は「病的近視眼に生じるCNV」である．強度近視眼というだけでなく，「びまん性萎縮以上の網脈絡膜萎縮を伴う強度近視眼」であることに注意が必要である．近年普及してきたOCTAは近視性CNVの検出率が90％以上と高く，OCTと並んで診断に有用である．ただし，現時点ではCNVの活動性評価に有用な指標はまだみつかっておらず，経過観察はOCTや造影検査のほうが優れている．治療は抗VEGF療法が有用であり，加齢黄斑変性に比べても少ない治療回数で視力向上，維持が期待できる．長期予後向上のためには黄斑部萎縮に対する治療法確立が望まれる．

はじめに

強度近視は近視のなかでも特異な状態である．通常，球状である眼球が眼軸延長に伴って進展し，後部が突出することによって後部ぶどう腫を形成するとともに強膜が菲薄化している．その変化に伴って，強度近視に特異的な網膜合併症である近視性脈絡膜新生血管(CNV)，近視性黄斑分離症等，さまざまな病変を生じ，時に重篤な視力低下をきたす．

近視性CNVとは

近視性CNVは強度近視眼の網膜合併症の1つで，「病的近視眼に合併するCNV」と定義される．強度近視は一般的に等価球面値－6 D以下，あるいは眼軸長26.5 mm以上を指すが，病的近視はMETA-PM study groupの提唱する定義で「びまん性萎縮以上の網脈絡膜萎縮を伴う強度近視眼」のことを指す(表1)[1]．近視性CNVの発症頻度は強度近視の約10％であり，両眼発症も30～40％にみられる．

強度近視であっても病的近視でない症例(つまり近視性網脈絡膜萎縮がない症例や紋理眼底のみの症例)にもCNVは生じるが，それらは定義上，近視性CNVでない．我々はそれらの病的近視でない強度近視眼のCNV症例と近視性CNVの臨床的特徴を比較したところ，病的近視眼でない強度近視眼のCNV症例は近視性CNVと比較して，有意に男性に多く，眼軸が短く，ベースラインGLD(greatest liner dimension)が大きく，ラッカークラックが少なく，PCVやoccult症例が多く，対側眼のドルーゼンが多いという加齢黄斑変性(AMD)に近い特徴を持つことがわかった．また，2年間の経過観察期間では両者の平均視力経過は有意差がなかったが，治療回数については病的近視眼でない強度近視眼のCNVのほうが有意に多く，診断時には「病的近視であるかどうか」を適切

* Kaori SAYANAGI，〒666-0017　川西市火打1-16-6　オアシスタウンキセラ川西2F　さやなぎ眼科，院長

表 1. 近視性黄斑症の分類

近視性黄斑症	
カテゴリー 0	近視性黄斑症なし
カテゴリー 1	紋理眼底
カテゴリー 2	びまん性網脈絡膜萎縮
カテゴリー 3	限局性網脈絡膜萎縮
カテゴリー 4	黄斑部萎縮
+	
プラス病変	
ラッカークラック，脈絡膜新生血管，Fuchs 斑	

に評価し，「近視性 CNV かどうか」を正確に診断することが治療レジメン，予後を考えるうえで重要である．

近視性 CNV の診断(図 1，2)

視力低下や歪視を主訴として来院することが多い．患者の自覚がある場合は，網脈絡膜萎縮のために検眼鏡的には異常がないようにみえても，積極的に光干渉断層計(OCT)で確認したほうが良い．診断確定には蛍光眼底造影検査が必要だが，

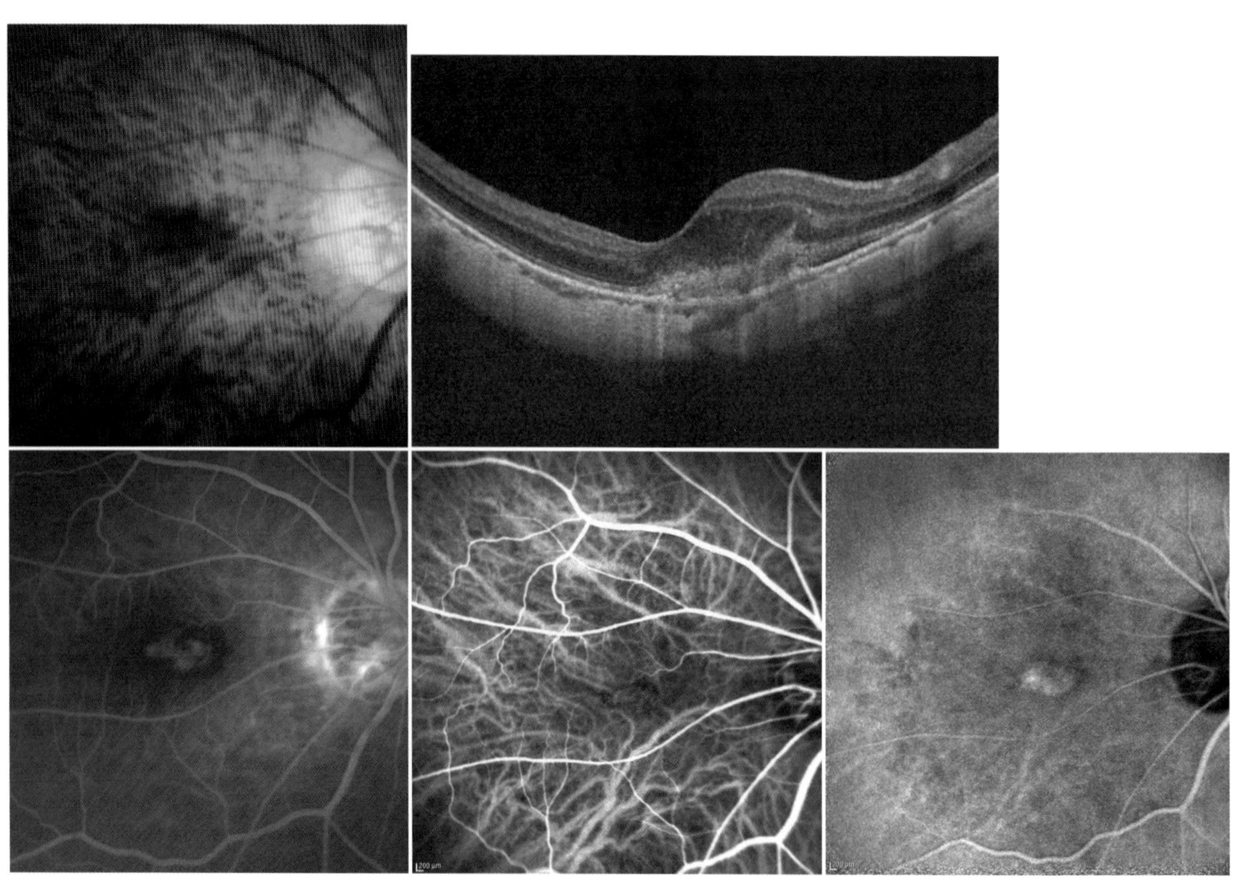

図 1.

a	b	
c	d	e

近視性 CNV 典型例．眼底写真(a)では中心窩の周囲にわずかな出血を認めるが，灰白色病変はわかりにくい．OCT(b)では網膜下に CNV を示す高輝度隆起性病変と出血による高輝度塊(SHRM)，わずかな網膜下液と網膜内浮腫を認める．強膜内に低蛍光領域(perforating vessel)を認め，CNV 直下の脈絡膜に流入していることがわかる．
フルオレセイン造影検査(c)では初期より明瞭な過蛍光を示す classic タイプの CNV を認める．インドシアニングリーン蛍光造影(d，e)では CNV による過蛍光は認めるが，ラッカークラックはそれほどはっきりしない．

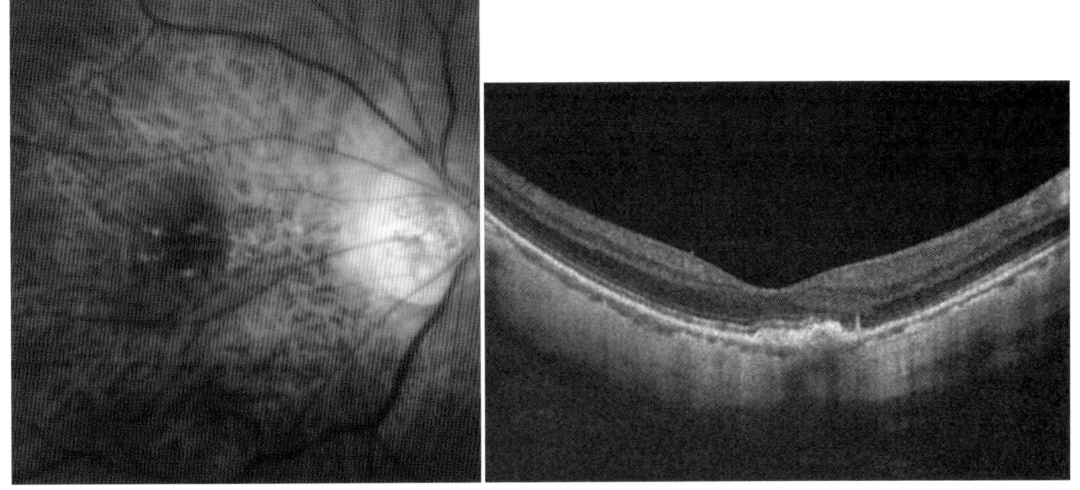

a|b

図 2.
図1症例の治療半年後．眼底写真(a)では出血が消失しているのがわかる．CNVは確認しづらい．OCT(b)ではCNVが縮小し，滲出性変化が消失しているのがわかる．CNV上のellipsoid zoneも確認できる．

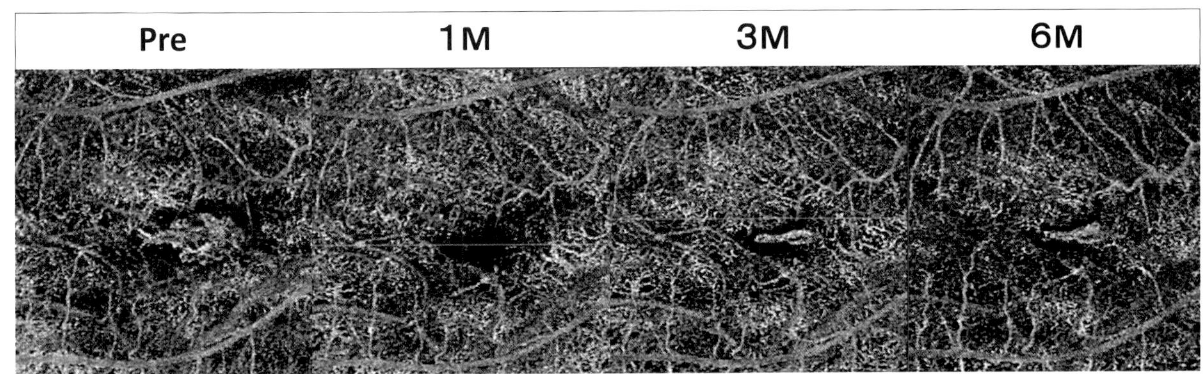

図 3.
図1症例のOCTA画像．治療前は細かい毛細血管が多数観察される．1M後にはCNVシグナルは消失している．3M目にシグナルが再度検出されるが，治療前と比べると毛細血管が消失し，1本の幹のような血管のように見える．6M後は3M後とほぼ同じ所見である．

スクリーニングには簡便で非侵襲であるOCTやOCT angiography(OCTA)を用いても良い．

1．光干渉断層計(OCT)

OCTでは少量の滲出性変化を伴う高輝度隆起性病変が網膜下に観察される．出血やフィブリンを伴う症例ではCNV上に淡い高輝度塊(subretinal hyperreflective material：SHRM)を認める．症例によってはブルッフ膜の断裂も描出される．近視性CNVは小型のCNVであるため，中心窩のスキャンで病変がない場合がある．その場合，その周囲までスキャン範囲を広げたり，縦方向のスキャンも確認したりするとみつかることがある．滲出性変化がOCTでは検出できない症例や近視性黄斑分離症等の黄斑病変を合併している症例でCNVの活動性の有無がわかりにくい．その場合は，造影検査でCNVからの漏出を確認すると良い．

2．OCT angiography(OCTA)(図3)

OCTAは非侵襲的に層別に網脈絡膜循環評価ができる新しい検査機器である．CNVはOCTAの網膜外層や脈絡膜毛細血管板層を中心に高輝度病変として描出される．造影検査よりもCNV内の微細な血管構造の描出に優れている一方，蛍光漏出がないため，活動性の評価は難しいことが多い．近視性CNV瘢痕病巣(Fuchs斑)の状態であってもOCTAではシグナルが検出されるのも興味深い．これまでOCTだけでは鑑別が難しかった単純出血や点状脈絡膜内層症においても造影検査を行わずにOCTAで鑑別可能となった．

1）OCTAのCNV検出率

OCTAによるCNV検出率はAMD眼で約50〜90％程度であるのに対し，近視性CNVの検出率は90％以上とかなり高い[2)3)]．AMDはCNVが網膜色素上皮下にある1型CNVが多く，網膜色素上皮剝離を伴う症例が多いため，ブルッフ膜のラインでsegmentation errorを生じやすく，CNVが描出されにくい．一方，近視性CNVは小型の2型CNVで，網膜色素上皮剝離を含め滲出性変化に乏しいためsegmentation errorがあってもCNVが描出されやすく，高い検出率になると考えられる．我々は，31眼の近視性CNV症例を進行具合によってactive，scar，atrophic phaseの3期に分け，それぞれCNV検出率を検討したところ，100％，91％，86％となった．病期が進むにつれ検出率は下がるものの，3病期の間に有意差はなかった[4)]．

2）CNVシグナルパターン

Bruyereらは20眼の近視性CNVをOCTAで観察し，CNVシグナルを組織化されていない「vascular loop」パターンと組織化された「interlacing」パターンに分類した．小さいCNV面積とループ状の血管を特徴とする「vascular loop」パターンは全体の38.9％を占め，大きなCNV面積と，細かい毛細血管，feeder vesselやCNV周囲のdark halo等を特徴とする「interlacing pattern」は全体の61.1％を占めていた．治療の有無や滲出性変化の有無とこれらのシグナルパターンとは関連がみられなかったと報告している[3)]．

3）OCTAを用いた活動性評価

OCTAの近視性CNV検出率は高く診断には有用であるが，活動性評価の有用性は議論が分かれるところである．

Querquesらは OCTAが活動性評価に有用であると報告している．活動性があった症例の81.8％がOCTAで「interlacing」パターンを示し，活動性のなかった症例の66.7％が「tangled」パターンを示すことから，CNV活動性評価の感度は90.48％，特異度は93.75％と高いと報告した[5)]．

一方，LiらはCNVシグナルパターンのみでの活動性評価には否定的である．彼らは82眼の近視性CNVで，CNV活動性の指標として，①CNVシグナルパターンが見られるか(「Medusa」パターンあるいは「See-fan shape」パターン)，②細かい毛細血管(枝分かれ)の有無，③ループ状血管あるいは側副血行路の有無，④CNV周囲のdark haloの有無の4項目で，それぞれの指標のCNV活動性評価の感度，特異度を解析した．各指標の感度，特異度は，①65.9％，87.8％，②82.1％，90.2％，③75.0％，92.7％，④80.5％，46.3％であった．その結果を受け，CNV活動性評価として「②毛細血管の有無」を主要な指標，「①シグナルパターン」と「③側副血行路の有無」を副次的な指標とすることを提案している[6)]．

我々は上記に述べた31眼の近視性CNVで，3つの病期での「dense」パターン(「interlacing」「Medusa」に相当)と「loop」パターン(「tangled」「See-fan shape」に相当)の2つのシグナルパターンの比率を比較したが，病期による比率に差はなかった．また，治療歴のない5眼で治療後1年のOCTA所見を経過観察したところ，最終的に42.9％がシグナルパターンは変化なく，57.1％でシグナルパターンが変化した[4)]．Cohenらは同様に近視性CNVのシグナルパターン変化を解析した．治療後半年で44.8％がシグナル検出されず，13.8％でより不明瞭なパターンへ変化し，41.3％はパターン変化がみられなかった．シグナルが消失あるいは不明瞭になった症例は変化がなかった症例より有意に滲出性変化が消失していたと報告している[7)]．

これらを総合して考えるとシグナルパターンのみによる活動性の評価は限界があり，さらに詳細な血管構造レベルの評価も併用する必要があると

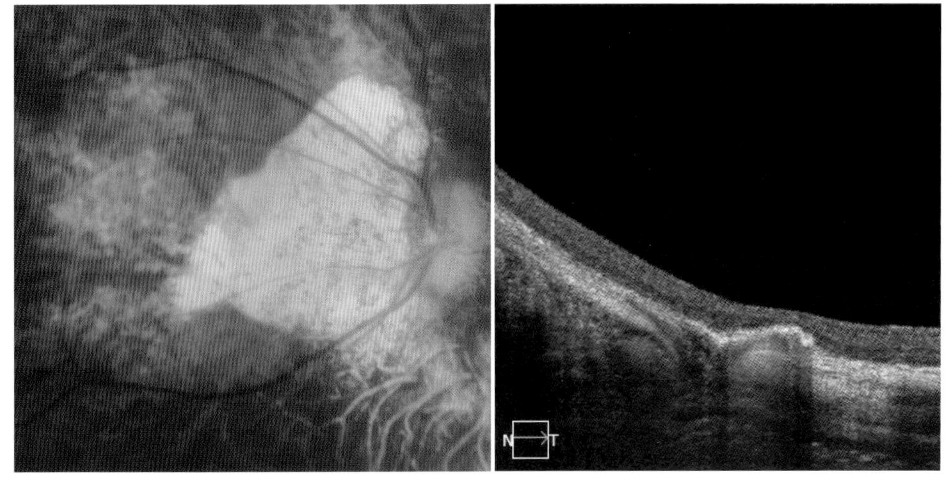

図 4.
瘢痕化した近視性 CNV．眼底写真では黄斑部萎縮が認められる．OCT では PV が CNV 内の太い血管へ直接流入しているのがわかる．

考えられる．そのためには正確な segmentation と十分な画質が必要であり，日常診療では手間を考えると少し難しいかもしれない．

4）CNV と perforating vessel(PV)との関係(図 4)

PV は強度近視眼の 70～80％で認められる OCT の B scan 上の強膜内低輝度領域のことである．短後毛様動脈あるいは長後毛様動脈に当たるといわれている．既報では Ishida らが 124 眼の近視性 CNV 眼の OCT 画像を観察し，75％の CNV 直下に PV が存在し，うち 11％では CNV と直接連絡していると報告した．また，同報告で PV の有無と CNV の病期には関連はなく，インドシアニングリーン蛍光造影検査で PV は短後毛様動脈と同定されたと報告している[8]．我々は線維化した CNV では CNV 内に PV と連続する trunk-like vessel を認める症例があることを報告した[4]．経時的な観察ではないため，正確なメカニズムは不明ではあるが，治療の有無にかかわらず近視性 CNV では細かい毛細血管やループ構造は消失すること，PV が CNV の栄養血管である可能性を示唆している．

3．蛍光造影検査

OCT や OCTA 等の非侵襲的検査が主流にはなっているが，やはり確定診断には造影検査が必須である．

フルオレセイン蛍光造影検査では初期から網目状過蛍光を示し，時間の経過とともに蛍光漏出をきたす classic CNV のパターンを示す．出血を伴う症例では出血による蛍光ブロックを認める．インドシアニングリーン蛍光造影検査は必ずしも診断には必須ではない．症例によっては初期には CNV の血管影や CNV 周囲を網膜色素上皮が囲い込むことによる低蛍光(dark rim)が観察され，後期には Bruch 膜の断裂(lacquer cracks)が観察される．

近視性 CNV の治療

近視性 CNV は無治療の場合，多くは黒い色素沈着を伴う Fuchs 斑を経て周囲に広範な網脈絡膜萎縮を形成し高度の視力障害をきたす．既報によると自然経過では 10 年後に 96.3％の症例で CNV 周囲に網脈絡膜萎縮を生じ，視力が 0.1 以下になるとされている[9]．

治療は Aflibercept(アイリーア®)，Ranibizumab(ルセンティス®)硝子体注射による抗血管内皮増殖因子(VEGF)療法である．光線力学的療法や最近，加齢黄斑変性で認可された Brolucizumab(ベオビュ®)硝子体注射は適応外である．近視性 CNV に対する抗 VEGF 療法が初めて報告されたのは 2007 年，その後 RADIANCE 試験，MYRROR 試験と 2 つの大規模臨床試験が行われ，その有用性が示された[10][11]．AMD では導入期に 3 回硝子体内注射を行い，その後の維持期では再発したときに投与を行うPRN法と，注射を継続しながら注射間隔を調整していくtreat and extend法の２つを選択することが多いが，近視性CNVでは臨床試験の結果を受けて初回治療後はPRNを選択するのが主流である．

近視性CNVの抗VEGF薬に対する治療効果は高く，過去の臨床試験(MYRROR，RADIANCE)においても，その有効性，安全性は示されている．しかし，長期予後は不良であり，抗VEGF療法を行っても，3，4年目までは治療開始前の視力の維持ができているが，その後は黄斑部萎縮により徐々に視力が低下する[12)13)]．

おわりに

近視性CNVは検眼鏡的所見のみでの診断が難しく，診断確定には造影検査が欠かせなかった．OCTやOCTAを用いることで，非侵襲的にCNVを検出できるのは革新的である．特にOCTAは活動性評価については未だ検討の余地があるものの，繰り返し施行できるという利点があり，CNV血管構造の経時的変化やPVとの関連等，病態解明にも有用であると期待される．

文　献

1) Ohno-Matsui K, Kawasaki R, Jonas JB, et al：International photographic classification and grading system for myopic maculopathy. Am J Ophthalmol, **159**：877-883 e7, 2015.

2) Miyata M, Ooto S, Hata M, et al：Detection of myopic choroidal neovascularization using optical coherence tomography angiography. Am J Opthalmol, **165**：108-114, 2016.

3) Bruyere E, Miere A, Cohen SY, et al：Neovascularization secondary to high myopia imaged by optical coherence tomography angiography. Retina, **37**：2095-2101, 2017.

4) Sayanagi K, Hara C, Fukushima Y, et al：Flow pattern and perforating vessels in three different phases of myopic choroidal neovascularization seen by swept-source optical coherence tomography angiography. Graefes Arch Clin Exp Ophthalmol, **259**：2615-2624, 2021.

Summary 近視性CNVのOCTA所見．3つの病期での所見を比較．

5) Querques G, Gorvi F, Querques L, et al：Optical coherence tomography angiography of choroidal neovascularization secondary to pathologic myopia. Dev Ophthalmol, **56**：101-106, 2016.

6) Li S, Sun L, Zhao X, et al：Assessing the activity of myopic choroidal neovascularization. Comparison between optical coherence tomography angiography and dye angiography. Retina, **40**：1757-1764, 2020.

7) Cohen SY, Tabary S, Ameen AE, et al：vascular remodeling of choroidal neovascularization in older myopic patients treated with ranibizumab grates. Arch Clin Exp Ophthalmol, **257**：485-493, 2019.

Summary 近視性CNVのOCTA所見を観察．

8) Ishida T, Watanabe T, Yokoi T, et al：Possible connection of short posterior ciliary arteries to choroidal neovascularisations in eyes with pathologic myopia. Br J Ophthalmol, **103**：457-462, 2019.

9) Yoshida T, Ohno-Matsui K, Yasuzumi K, et al：Myopic choroidal neovascularization：a 10-year follow-up. Ophthalmology, **110**：1297-1305, 2003.

10) Wolf SS, Balciuniene VJ, Laganovska G, et al：RADIANCE：a randomized controlled study of ranibizumab in patients with choroidal neovascularization secondary to pathologic myopia. Ophthalmology, **121**：682-692 e2, 2014.

11) Ikuno Y, Ohno-Matsui K, Wong TY, et al：Intravitreal Aflibercept Injection in Patients with Myopic Choroidal Neovascularization：The MYRROR Study. Ophthalmology, **122**：1220-1227, 2015.

12) Ruiz-Moreno JM, Montero JA, Araiz J, et al：INTRAVITREAL ANTI-VASCULAR ENDOTHELIAL GROWTH FACTOR THERAPY FOR CHOROIDAL NEOVASCULARIZATION SECONDARY TO PATHOLOGIC MYOPIA：SIX YEARS OUTCOME. Retina, **35**：2450-2456, 2015.

13) Oishi A, Yamashiro K, Tsujikawa A, et al：Long-term effect of intravitreal injection of anti-VEGF agent for visual acuity and chorioretinal atrophy progression in myopic choroidal neovascularization. Graefes Arch Clin Exp Ophthalmol, **251**：1-7, 2013.

MB OCULI. No. 105：16－21, 2021

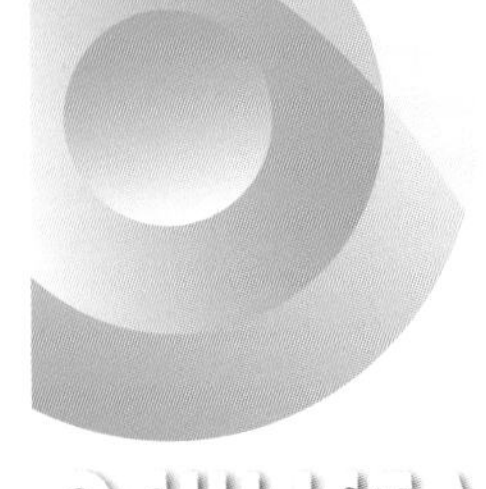

特集／強度近視・病的近視をどう診るか

強度近視眼の黄斑円孔・黄斑前膜

OCULISTA

栗山晶治*

Key Words： 強度近視(high myopia)，黄斑円孔(macular hole)，黄斑前膜(epiretinal membrane)，硝子体手術(vitreous surgery)，内境界膜翻転法(inverted internal limiting membrane flap technique)

Abstract：強度近視眼における黄斑円孔および黄斑前膜は菲薄網膜に加え，中心窩分離や後部ぶどう腫の存在により，いわゆる特発性のものよりも難治性で，その手術療法には一工夫が必要とされる．黄斑円孔の場合は内境界膜翻転法(inverted internal limiting membrane flap technique)を併用した硝子体手術の有効性が数多く報告されており，現時点ではこれが強度近視黄斑円孔に対する標準術式になっている．また，内境界膜翻転法そのものの術式詳細にもどれだけの範囲の内境界膜を翻転させるか，円孔の覆い方等でさまざまなものがある．黄斑前膜では，fovea-sparing を考慮した黄斑前膜および内境界膜の peeling が推奨される．

強度近視眼における黄斑円孔・黄斑前膜の特徴

強度近視眼における黄斑円孔・黄斑前膜は非強度近視眼でのそれら(いわゆる特発性黄斑円孔・黄斑前膜)とは異なった特徴を有する．

まずは強度近視眼での黄斑部形態異常がどれくらいの割合で生じるかということであるが，Henaine-Berraら[1]の報告では中心窩分離が約15%，黄斑前膜が約10%，分層円孔が2%，後部ぶどう腫が35%となっている．また，Coppé ら[2]は最強度近視眼(屈折度－14～－32 D)においてはその約6%において無症候性の黄斑円孔が認められ，そのうちの約20%が黄斑円孔拡大や黄斑円孔網膜剝離に至り，視力低下をきたす症候性黄斑円孔へと進展すると報告している．

強度近視眼では徐々に黄斑部の網脈絡膜萎縮が進行し，視力低下も緩徐なため，黄斑円孔に至っても自覚症状が少なく，その発見が遅れることが多い．故に陳旧性ともいえる状態の黄斑円孔も多く，そうなると必然的に観血的手術により円孔が閉鎖しても視力改善はあまり多くは望めないということにもなる．ただ，近年の光干渉断層計(optical coherence tomography：OCT)の拡がりにより，無症候性の強度近視黄斑円孔の発見も多くなってきており，それによって早期の手術介入が増加し，その手術成績も良くなっているように思う．

いずれにしても強度近視眼の菲薄網膜，網脈絡膜が進展し萎縮することによる網膜可動性の低下，中心窩分離や後部ぶどう腫の存在等の特徴が黄斑円孔および黄斑前膜の治療を特発性のものと比べ，より難しくしている．また，特発性黄斑円孔の場合，手術により円孔が閉鎖しなくてもその視機能がさらに悪化することは珍しいが，強度近視黄斑円孔では手術により円孔閉鎖が得られない場合，往々にして黄斑円孔網膜剝離へと至り，致命的な視機能の喪失に陥ることもある．同様に黄斑前膜においても，手術により剝離除去する際にそこに医原性の黄斑円孔を生じる可能性が特発性のものよりも高いため，より慎重な適応と手術操作が望まれることになる．

* Shoji KURIYAMA，〒607-8062　京都市山科区音羽珍事町2　洛和会音羽病院アイセンター，所長

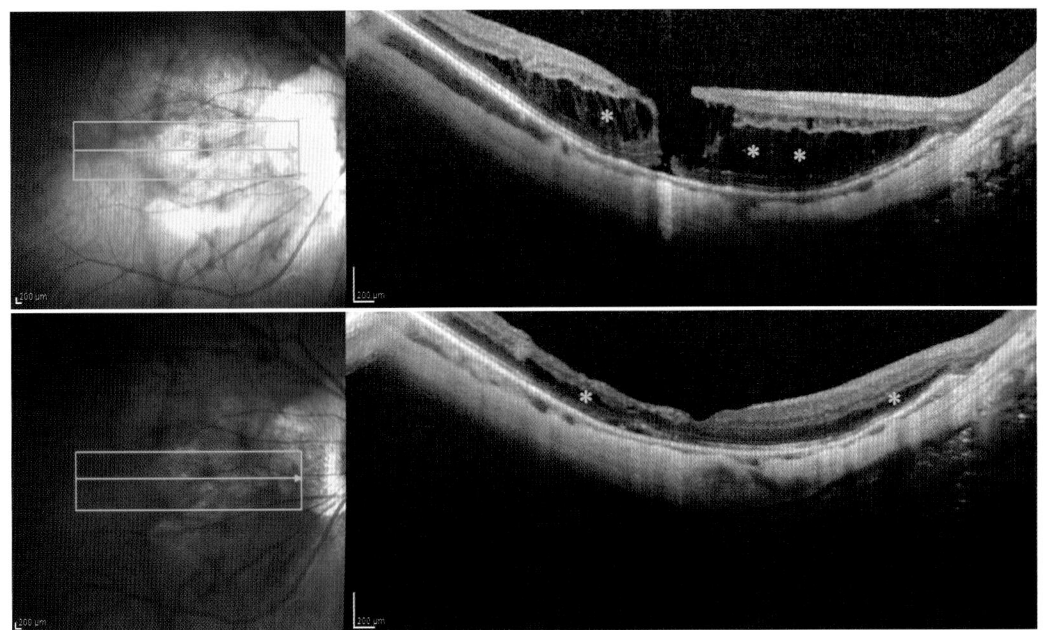

a/b **図 1.** 内境界膜翻転法を施行された強度近視黄斑円孔の術前術後の光干渉網膜断層像
a：術前　b：術後　＊：網膜分離

強度近視眼の黄斑円孔・黄斑前膜に対する手術療法

1．硝子体手術

黄斑円孔に対する硝子体手術は，1991 年の Kelly と Wendel[3]の論文に始まる．この論文では黄斑円孔の閉鎖率は 6 割弱であり，これには flat-open（網膜色素上皮が露出しているタイプ）な閉鎖も含まれていた．その後，円孔閉鎖率を向上させるために TGF-β や自己血清等の adjuvant を使用する工夫が試みられたが，1995 年に Brooks[4]が硝子体手術に内境界膜剝離を併施することの有効性を発表し，さらに 2000 年に Kadonosono ら[5]が内境界膜をインドシアニングリーン（以下，ICG）で染色する方法を発表し，内境界膜剝離が格段に容易な手技となったことにより，以降，黄斑円孔に対する内境界膜剝離併施硝子体手術は gold standard となった．いくつかの前向き無作為化臨床試験[6][7]においても，内境界膜剝離併施硝子体手術は，90％以上の高い円孔閉鎖率を示している．

しかし，この標準的な術式を用いてもなお閉鎖しない黄斑円孔が存在することもわかってきた．特発性大型黄斑円孔，強度近視性黄斑円孔，陳旧性黄斑円孔，外傷性黄斑円孔，増殖性疾患に合併した黄斑円孔等が挙げられる．特発性の大型黄斑円孔（径 >400 μm）に対しては，2010 年に Michalewska ら[8]が inverted internal limiting membrane（以下，ILM）flap technique（以下，内境界膜翻転法）を併施することにより黄斑円孔の閉鎖率が 98％となり（対象とした内境界膜剝離法の閉鎖率は 88％），12 か月後の術後視力においても内境界膜翻転法は内境界膜剝離法よりも有意に良好な改善を得たことを発表した．特筆すべきことは，その円孔の閉鎖形態で，flat-open な閉鎖は内境界膜翻転法ではわずか 2％にとどまり（内境界膜剝離法では 19％），ほとんどが円孔底の網膜色素上皮の上に神経網膜の存在を認めた（図 1）．

その後，2013 年に筆者ら[9]が強度近視黄斑円孔および強度近視黄斑円孔網膜剝離に対しての内境界膜翻転法の有効性を報告し，また 2014 年には Michalewska ら[10]が同様に強度近視黄斑円孔に対する内境界膜翻転法の有効性を報告している．

1）内境界膜翻転（inverted ILM flap technique）

内境界膜翻転法は標準的な 23, 25, 27 ゲージシステムの 3-port vitrectomy によって施行される．後部硝子体剝離（以下，PVD）がない場合は人工的に PVD を作成し，硝子体切除を施行する．

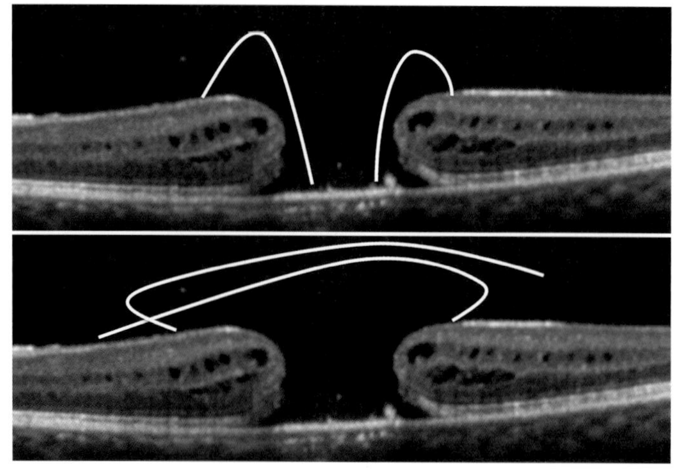

図 2. 内境界膜翻転法の２型
a：内境界膜をトリミングしたうえでそれを円孔に埋め込んでいる．
b：トリミングしないでそのまま円孔を覆うように内境界膜を被せている．白線が内境界膜

a/b

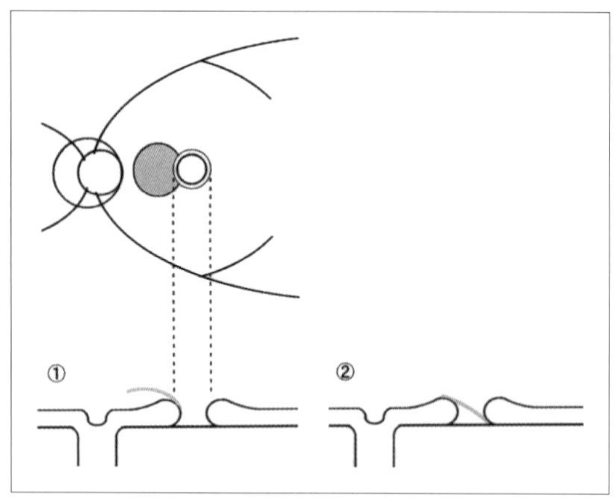

図 3. Hemi-inverted 法のシェーマ
黄斑円孔の鼻側半周の内境界膜を剝離し，鼻側から円孔に向かって翻転していき，トリミングした後に翻転した内境界膜を円孔に埋め込む．
（櫻井寿也先生の許可を得ての写し）

黄斑前膜が存在する場合には黄斑前膜を剝離除去し，その後，内境界膜を翻転させる方法と黄斑前膜も内境界膜と一緒に翻転させてしまう方法がある．どちらの方法でも有効であるが，黄斑前膜を剝離除去する操作により同時に内境界膜も部分的に剝離除去されてしまう場合があるので注意が必要である．

内境界膜の染色方法に関しては，ブリリアントブルー G(BBG)，トリパンブルー(TB)，ICG，トリアムシノロンアセトニド等が用いられている．ICG はその網膜毒性の点から使用濃度および使用方法には注意する必要がある．

内境界膜の剝離範囲とトリミングもさまざまで，Michalewska らの原法では，約２乳頭径の内境界膜を黄斑円孔縁は残したまま剝離し，その後，剝離された内境界膜の辺縁を硝子体カッターもしくは硝子体シザーでトリミングし，それを円孔内に埋め込むようにしている(図 2-a)．一方，筆者らは，同じく約２乳頭径の内境界膜を剝離後，それをトリミングすることなくそのまま円孔に覆いかぶせるようにしている(図 2-b)．また，Sakurai ら[11]は，円孔の鼻側半周の内境界膜を剝離翻転させ，トリミングした後にそれを円孔に埋め込むようにしている(図 3)し，Michalewska ら[12]も最新の論文では，耳側半周の内境界膜を円孔に覆いかぶせるように翻転している(図 4)．最近の筆者らは主として上側半周の hemi-invert 法を用いている(図 5)．

タンポナーデガスは，空気あるいは六フッ化硫黄(SF_6)が使用されることが多い．

２）他の併用術式

すでに内境界膜剝離を施行してしまい，それでも円孔閉鎖に至らなかった難治症例では Morizane ら[13]が他の部位の内境界膜を剝離除去し，円

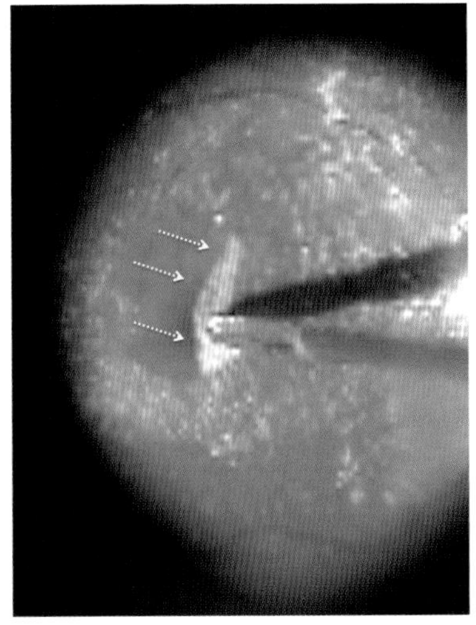

図 4. Temporal inverted法の術中画像
トリアムシノロンアセトニドにて内境界膜を染色した後に，黄斑円孔の耳側半周の内境界膜を剝離し，フラップが円孔を覆うようにかぶせていく．白矢印点線が剝離方向．

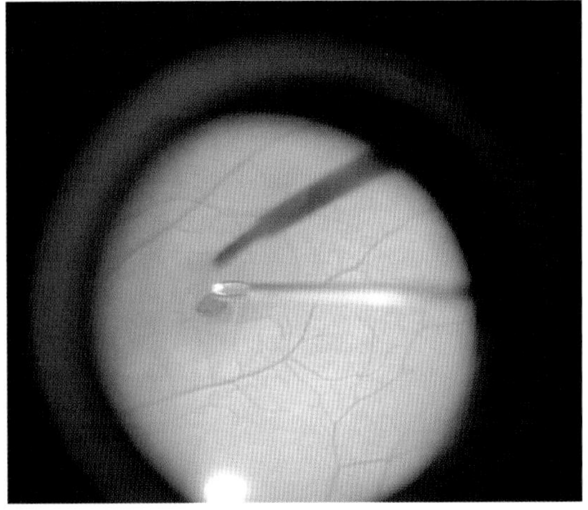

図 5. Superior inverted法の術中画像
ブリリアントブルーGにて内境界膜を染色した後に，黄斑円孔の上方半周の内境界膜を剝離し，フラップが円孔を覆うようにかぶせていく．

孔内に埋め込む方法を報告している(図6)．いわゆるfree flapの移植方法で難易度の高い手技ではあるが，施行する価値のあるものと考える．粘弾性物質や用いる鉗子等に工夫を凝らせばより簡便なものとなりうるかもしれない．また，パーフルオロカーボンやシリコーンオイルを使用することも一助となるかもしれない．

また，通常の特発性黄斑前膜を剝離除去する際には同時に内境界膜剝離を併用することが多いが，強度近視眼の場合は黄斑前膜剝離および内境界膜剝離の際に黄斑円孔が生じてしまうリスクが高い．網膜前膜の剝離除去は完成する必要があるが，その後の内境界膜剝離においてはShimadaら[14]が報告した中心窩の周囲の内境界膜を残す方法が安全ともいえる(図7)．

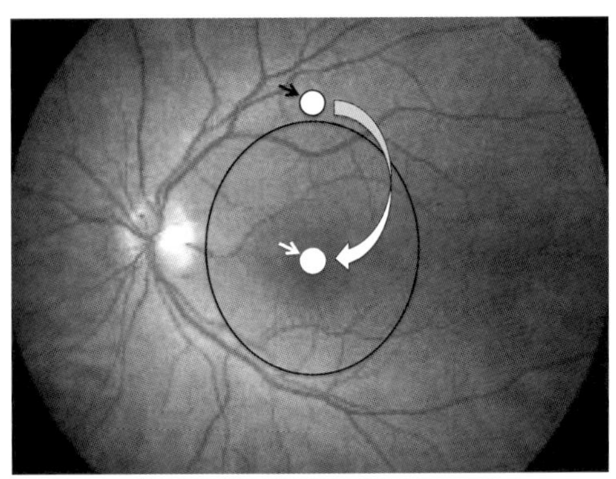

図 6. 自己内境界膜移植のシェーマ
すでに内境界膜剝離を施行された症例では，残った内境界膜を剝離しそれを円孔に埋め込むことにより，内境界膜翻転法と同様の効果を得ることができる．白矢印が指す白丸が黄斑円孔．黒矢印が指す黒縁白丸が剝離した内境界膜．黒縁の円がすでに内境界膜剝離が施行され，内境界膜が存在しない範囲を示す．

2．手術成績を左右する因子

強度近視黄斑円孔の場合，一概に強度近視黄斑円孔といってもそのなかには極めて特発性に近い，つまり閉鎖しやすい円孔もあれば，中心窩分離や中心窩剝離を伴った閉鎖しにくいものもある．Joら[15]は強度近視黄斑円孔に対するILM peeling法での手術成績について，中心窩分離があるものとないもので比較し，円孔閉鎖率は78%(中心窩分離なし)と50%(中心窩分離あり)，視力改善率は44%(中心窩分離なし)と26%(中心窩分離あり)と報告している．Alkabesら[16]の報告でもこの傾向は同じで，中心窩分離があるほうが術後成績は芳しくない．加えて，眼軸長が30 mm以上の症例や後部ぶどう腫がある症例では円孔閉鎖率および術後視力においても成績が不良であることを報告している．

強度近視の場合，初回手術で円孔が閉鎖しなかった際に，黄斑円孔網膜剝離に至ってしまうこ

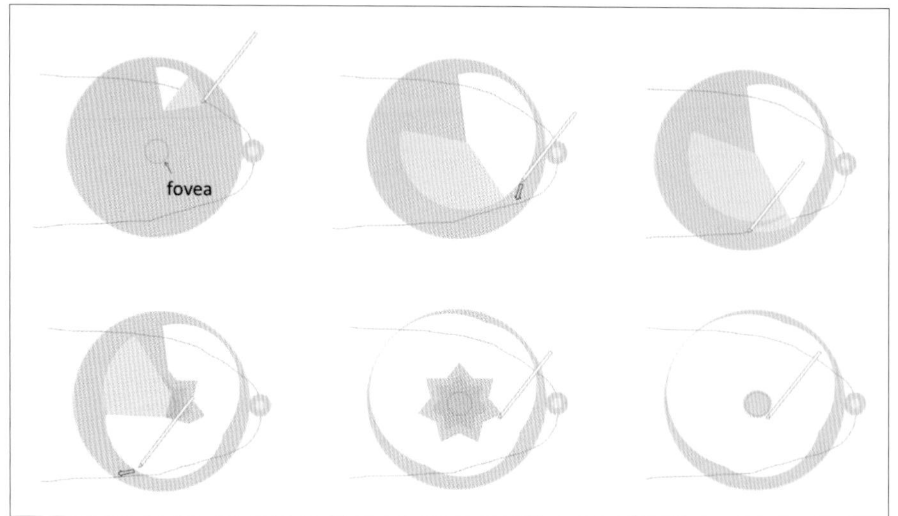

図 7. Fovea-sparing ILM peeling のシェーマ
中心窩周辺の内境界膜を残して剝離していき，最後に残った中心窩周辺の内境界膜を硝子体カッターでトリミングする.
（島田典明先生の許可を得ての写し）

とがある．よって強度近視の黄斑円孔は必ず閉鎖させなくてはいけない．そのためには，内境界膜翻転法が施行されるべきと考える．方法は特発性の場合となんら変わるものはない．ただ，強度近視の場合，後部硝子体皮質が残存していることが多く，それらをしっかりと除去することが重要であり，また，それらを黄斑前膜や内境界膜と混同して翻転してはならない．筆者の自験例では，残存後部硝子体皮質を翻転して黄斑円孔に埋め込んでもまったく円孔は閉鎖しない．

おわりに

内境界膜翻転法による黄斑円孔閉鎖機序としては，翻転された内境界膜が基底膜となってそこにグリアの増殖が生じるためと考えている．

手術手技としての内境界膜翻転法は内境界膜剝離法よりは若干難しいが，内境界膜剝離法を行える術者なら誰でもすぐに習得できる手技である．2010 年に内境界膜翻転法が発表されて以降の強度近視黄斑円孔に対する内境界膜翻転法の文献の多さが，この内境界膜翻転法そのものが強度近視黄斑円孔に対する標準術式になったことを証明していると思う．今後も多くの硝子体術者によって施行され，確たる術式としての地位をさらに堅牢にすることを期待したい．

文　献

1）Henaine-Berra A, Zand-Hadas IM, Fromow-Guerra J, et al：Prevalence of macular anatomic abnormalities in high myopia. Ophthalmic Surg Lasers Imaging Retina, **44**(2)：140-144, 2013.

2）Coppé AM, Pipandelli G, Parisi V, et al：Prevalence of asymptomatic macular holes in highly myopic eyes. Ophthalmology, **112**(12)：2103-2109, 2005.

3）Kelly NE, Wendel RT：Vitreous surgery for idiopathic macular hole. Results of a pilot study. Arch Ophthalmol, **109**：654-659, 1991.

4）Brooks HL Jr：ILM peeling in full thickness macular hole surgery. Vitreoretinal Surg Tech, **7**：2L1-2L4, 1995.

5）Kadonosono K, Itoh N, Uchio E, et al：Staining of internal limiting membrane in macular hole surgery. Arch Ophthalmol, **118**：1116-1118, 2000.

6）Christensen UC, Kroyer K, Sander B, et al：Value of internal limiting membrane peeling in surgery for idiopathic macular hole stage 2 and 3：a randomized clinical trial. Br J Ophthalmol, **93**：1005-1015, 2009.

7）Lois N, Burr J, Norrie J, et al：Internal limiting membrane peeling versus no peeling for idiopathic full thickness macular hole：a pragmatic randomized controlled trial. Invest Ophthalmol Vis Sci, **52**：1586-1592, 2011.

8) Michalewska Z, Michalewski J, Adelman RA, et al：Inverted internal limiting membrane flap technique for large macular holes. Ophthalmology, **117**(10)：2018-2025, 2010.
Summary 難治性黄斑円孔に対する内境界膜翻転法の有効性を初めて報告したもの.

9) Kuriyama S, Hayashi H, Jingami Y, et al：Efficacy of inverted ILM flap technique for the treatment of macular hole in high myopia. Am J Ophthalmol, **156**(1)：125-131, 2013.
Summary 強度近視黄斑円孔および黄斑円孔網膜剝離に対する内境界膜翻転法の有効性を初めて報告したもの.

10) Michalewska Z, Michalewski J, Dulczewska-Cichecka K, et al：Inverted internal limiting membrane flap technique for surgical repair of myopic macular holes. Retina, **34**(4)：664-669, 2014.
Summary 強度近視黄斑円孔に対する内境界膜翻転法の有効性を報告したもの. 内境界膜翻転法の開発者による報告.

11) Sakurai T, Kinoshita T, Tano R, et al：One-year outcome of macular hole treated by hemi-inverted internal limiting membrane flap technique. Jpn J Clin Ophthalmol, **68**(10)：1449-1453, 2014.

12) Michalewska Z, Michalewski J, Dulczewska-Cichecka K, et al：Temporal inverted internal limiting membrane flap technique versus classic inverted internal limiting membrane flap technique. Retina, **35**：1844-1850, 2015.

13) Morizane Y, Shiraga F, Kimura S, et al：Autologous transplantation of the internal limiting membrane for refractory macular holes. Am J Ophthalmol, **157**(4)：861-869, 2014.

14) Shimada N, Sugamoto Y, Ogawa M, et al：Fovea-sparing internal limiting membrane peeling for myopic traction maculopathy. Am J Ophthalmol, **154**(4)：1-9, 2012.

15) Jo Y, Ikuno Y, Nishida K：Retinoschisis：a predictive factor in vitrectomy for macular holes without retinal detachment in highly myopic eyes. Br J Ophthalmol, **96**(2)：197-200, 2012.

16) Alkabes M, Pichi F, Nucci P, et al：Anatomical and visual outcomes in high myopic macular hole (HM-MH) without retinal detachment：a review. Graefes Arch Clin Exp Ophthalmol, **252**(2)：191-199, 2014.

MB OCULI. No. 105：23－29, 2021

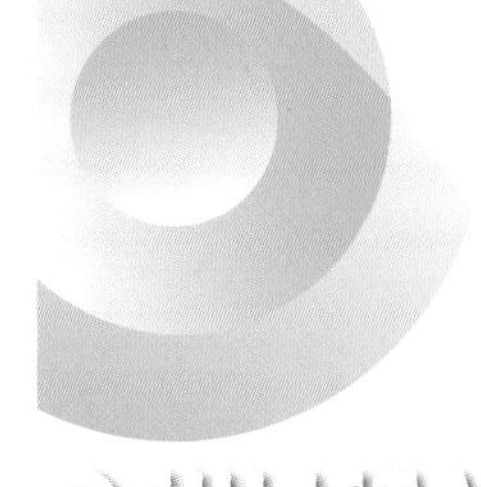

特集／強度近視・病的近視をどう診るか

黄斑円孔網膜剝離

OCULISTA

厚東隆志*

Key Words： 黄斑円孔網膜剝離(macular hole retinal detachment：MHRD)，硝子体手術(vitrectomy)，内境界膜翻転法(inverted ILM flap technique)，強度近視(pathological myopia)，網膜自家移植(autologous retinal transplantation：ART)

Abstract：黄斑円孔網膜剝離(MHRD)は強度近視眼における失明因子の1つである．近視性牽引黄斑症の進行した病態であり，網膜分離，中心窩剝離から黄斑円孔を生じ，さらにMHRDへと至る病態がわかっている．治療には硝子体手術を行う．内境界膜翻転法が行われるようになり治療成績は向上したが，MHRDの手術手技は難しく，後部硝子体剝離の作成，内境界膜剝離等，MHRDならではのさまざまな工夫が必要であり，本稿で詳述している．黄斑円孔の非閉鎖や再剝離等，難症例に対しては遊離片，有茎弁等での内境界膜自家移植が行われているが，術式についてのコンセンサスは得られていない．近年，網膜自家移植が試みられており，今後難治のMHRDに対する術式として普及する可能性がある．

はじめに

黄斑円孔網膜剝離(macular hole retinal detachment：MHRD)は強度近視眼における失明因子の1つであり，近視性牽引黄斑症に続発して生じる網膜剝離である．近視性牽引黄斑症は強度近視眼において，眼軸長の延長や後部ぶどう腫の存在に加え，硝子体皮質や網膜内境界膜(internal limiting membrane：ILM)の接線方向の牽引，網膜血管による牽引等が存在することで生じる．OCTの普及と進歩により近視性牽引黄斑症の病態理解は飛躍的に進んだが，臨床的には網膜分離のみを生じている中心窩分離，中心窩に網膜剝離を伴う中心窩剝離，菲薄化した黄斑部に黄斑円孔を生じた黄斑円孔の3型に分けられ，中心窩分離から中心窩剝離，黄斑円孔へと進行すると考えられている．MHRDはこれらに続発するものと考えられており，一連の病態として解釈できる[1)2)]．

かつては円孔閉鎖率，網膜復位率とも低く難治であったが，近年では手術手技の改善とともに治療成績も向上している．一方で円孔非閉鎖例や再剝離を繰り返す等，難症例も多く，治療に苦慮する症例への対応に悩むことも多い．本稿ではMHRDの手術治療を中心に詳しく述べる．

黄斑円孔網膜剝離の診断

MHRDの診断は，検眼鏡的に網膜剝離と黄斑円孔を同定することで可能であり，診断そのものに苦慮することは少ない(図1-a)．黄斑円孔の同定もOCTによる診断が役立ち，中でもswept-source OCT(SS-OCT)は剝離網膜上の黄斑円孔の描出に優れ有用である(図1-b)．稀に胞状の裂孔原性網膜剝離に二次的な黄斑円孔を合併することがあり鑑別を要するが(図2)，網膜剝離の進行の早さや周辺部裂孔の有無，眼軸長，後部ぶどう腫の有無等を総合的に判断すれば，除外はさほど難しくない．

* Takashi KOTO，〒181-8611　三鷹市新川6-20-2　杏林大学医学部眼科学教室，准教授

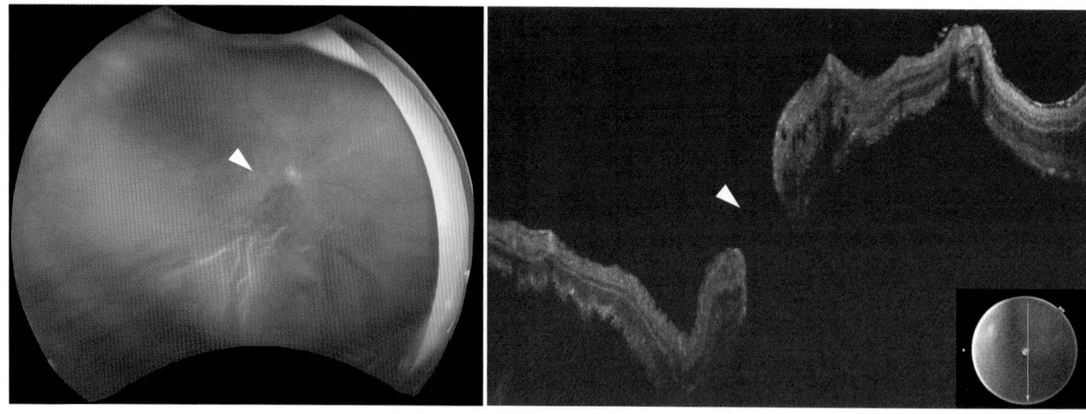

図 1． 黄斑円孔網膜剥離の広角眼底写真と SS-OCT　a｜b
上耳側以外の網膜剥離と，黄斑円孔を認める（a：矢頭）．SS-OCT では丈の高い網膜剥離でも黄斑円孔が鮮明に検出可能である（b：矢頭）．

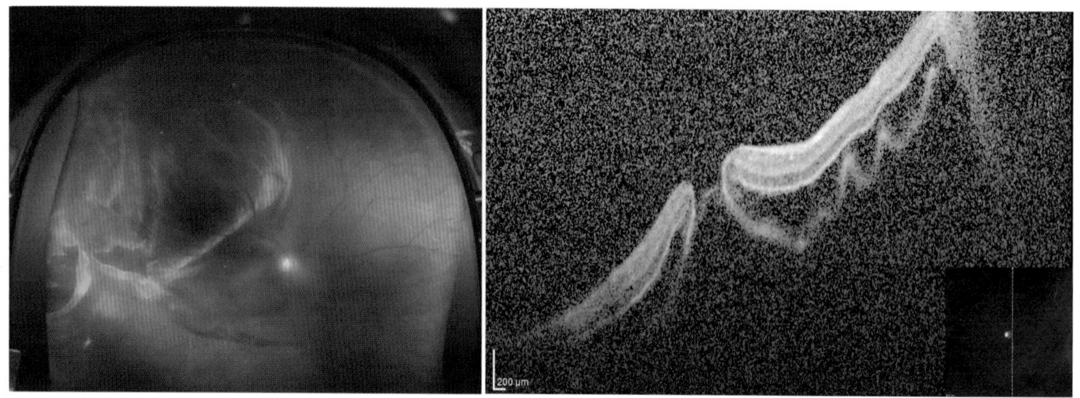

図 2． 裂孔原性網膜剥離に続発した黄斑円孔　a｜b
耳側に2か所網膜裂孔を認め（a），胞状の網膜剥離に合併した黄斑円孔を OCT で確認できる（b）．急速に進行した裂孔原性網膜剥離で黄斑円孔を二次的に生じることがある．

黄斑円孔網膜剥離に対する手術の変遷

MHRD は放置すれば失明に至る疾患であり，手術の絶対適応となる．硝子体手術の登場以前はガス注入や黄斑バックル等を用いた治療が行われていたが，その成績は芳しいものではなかった．1982 年に Gonvers らは，MHRD に対し硝子体手術とガスタンポナーデを用いた術式を報告した[3]．当時の初回網膜復位率は 70〜80％との報告が多かったが，その後トリアムシノロンによる硝子体皮質の染色[4]や，インドシアニングリーンを用いた ILM 剥離[5]等の手術手技向上に伴い最終網膜復位率は 90％を超えるようになった．近年では ILM 染色に各施設の倫理委員会承認のもと，ブリリアントブルー G を用いる施設が増えている．本邦での治験はすでに終了しており，1 日も早い承認が望まれる．

MHRD に対する硝子体手術の最大の問題点は，術後網膜の復位は得られても，黄斑円孔が閉鎖しないという点にあった[6]．MHRD は，長眼軸と後部ぶどう腫の存在により，解剖学的にいわば網膜の「丈が足りない」状態であり，円孔閉鎖率は 30％前後に留まっていた．この円孔閉鎖率を飛躍的に改善したのが内境界膜翻転法（inverted ILM flap technique）である[7]．当初は巨大黄斑円孔に対し試みられた本術式だが，MHRD に対し網膜復位率，円孔閉鎖率，視力予後ともに良好な成績が報告されており[8)〜11)]，現在では MHRD に対しては可能な限り実施すべき，標準術式に近い手技と捉えるべきであろう．

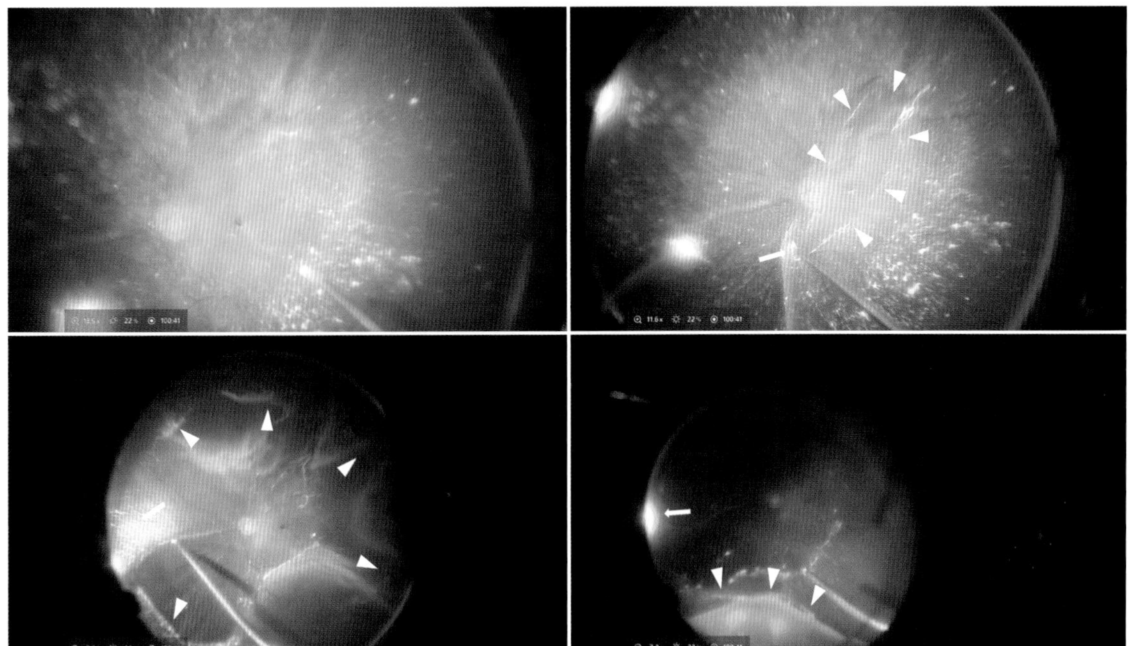

a | b
c | d

図 3. MHRD における PVD の作成

強度近視眼ではほぼ全例，後部硝子体皮質が残存し PVD が生じていない．トリアムシノロンアセトニドで染色し，確実に除去することが必要である(a)．ダイヤモンドスイーパーで剝離網膜上の硝子体皮質を擦過し(b：矢印)，立ち上がった箇所から剝離範囲を拡大していく．まず後極の硝子体皮質を立ち上げていく(b：矢頭)．アーケード外まで DDMS で硝子体剝離を作ったあとは，カッターの吸引で周辺まで PVD を拡大していく．図は鼻側の PVD を作成しているところ(c：矢印)で，それ以外は赤道部より後方まで PVD が起こせている(c：矢頭)．可能であれば全周に PVD を作成するのが望ましい．硝子体皮質を全周外したらシャンデリア照明(d：矢印)を用い，眼球を内陥させながら(d：矢頭)十分な shaving を行う．

実際の手術手技

1．硝子体切除

硝子体手術の際のゲージ数は術者の好みのものを選べば良い．かつては27ゲージには手術器具に不足が多く筆者自身25ゲージを用いていたが，最近ではディスポーザブル製品も充実し，カッターの性能も向上したことで27ゲージを使用するようになった．

有水晶体眼では水晶体再建術を施行したのち，広角観察システム下に硝子体切除を行う．強度近視眼では一見，後部硝子体剝離(posterior vitreous detachment：PVD)が生じているようにみえても，ほとんどの症例で網膜表面に残存硝子体皮質が膜状に残存している．トリアムシノロンアセトニド(マキュエイド®，わかもと製薬)を用いてこれを可視化する(図 3-a)．

残存硝子体皮質の立ち上げはダイヤモンドスイーパーを用いるのが良い．25ゲージの製品はドルク社，シナジェティック社，27ゲージのものはシナジェティック社から発売されている．ダイヤモンドスイーパーを用いた皮質処理は，剝離網膜上で行うと網膜を過剰に擦過することなく操作ができる(図 3-b)．後極から硝子体皮質を剝離し，周辺まで立ち上げ PVD を拡大していく．なるべくならば 360° 全周で PVD を起こすことが望ましい(図 3-c)．強度近視眼では PVD が赤道部付近までしか生じないことも多いが，PVD を起こせたところから硝子体基底部まで，圧迫下に広く十分な shaving を行う(図 3-d)．

2．網膜下液の吸引

剝離が胞状に広がっていると ILM 剝離が難しいため，ILM の剝離操作に取りかかる前に網膜下液を吸引する．黄斑円孔からバックフラッシュ

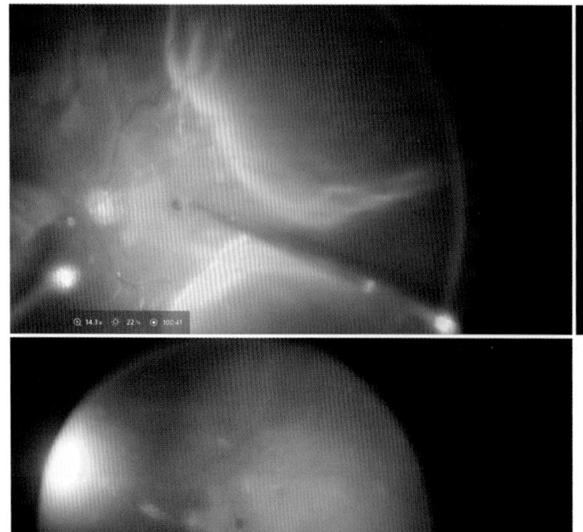

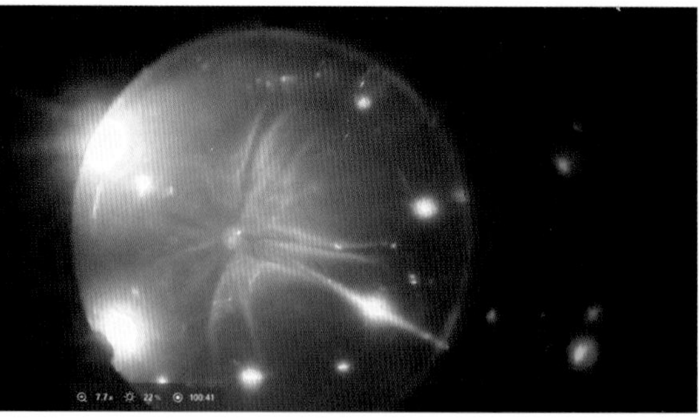

a | b
c

図 4.
網膜下液の吸引
バックフラッシュニードルを黄斑円孔上に置き，ごく弱い能動吸引をかけると網膜下液が排出される(a).バックフラッシュニードルで網膜下液が十分に排出できないときは一度空気に置換する．空気置換を行うと網膜下液は後極側に移動し黄斑円孔を通って硝子体腔に排出される(b)．これを吸引したのちに再度液体灌流に戻すと網膜剝離の丈を減少させることができる(c).

ニードルを用いて吸引するが，粘稠な網膜下液は受動吸引だけでは吸引できないことも多く，黄斑円孔の上で軽く能動吸引をかけて排出のきっかけを作ると良い(図 4-a)．この方法で網膜下液がうまく排液できないときは，一度空気灌流にして，網膜下液を後極側に移動させ排液してから(図 4-b)，再度液体灌流に戻すことで網膜下液を減少させる方法もある(図 4-c).

3．ILM 剝離・翻転

ILM 剝離と翻転は今日の MHRD 手術の最大のキーポイントである．黄斑円孔の閉鎖を得ることで復位を確実なものにすることで，長期経過のなかで再剝離のリスクを大幅に軽減することができる.

MHRD の ILM 剝離は，個人的にはさまざまな硝子体手術手技のなかでももっとも難しい操作の 1 つではないかと思う．剝離網膜は ILM 剝離操作に伴い容易に持ち上がってしまうため接線方向に牽引するとともに，動きのない視神経乳頭側から周辺側へ向けてテンションをかけることを意識するのが良い(図 5-a)．ILM の翻転を行うためには ILM を円孔縁に残さなければならないが，耳側の ILM を残そうとすると，どうしても視神経乳頭へ向かって剝離を進める必要がありこれが難しい．上方の ILM を下耳側に，下方の ILM を下鼻側に牽引し，テンションの方向が交叉した結果，耳側が剝離されるようなイメージで操作をしている(図 5-b, c)．最後に内境界膜を円孔内に翻転するが，MHRD は円孔と網膜の間にスペースが存在するので，通常の黄斑円孔手術と違い ILM を円孔内に埋入するようにしている．術中 OCT を用いると翻転された ILM が確認できる(図 5-d).

4．液／空気置換

液／空気置換の際には翻転下 ILM の誤吸引を避けるため，黄斑円孔上ではなく視神経乳頭上から吸引していく．ILM が翻転されていても後部ぶどう腫の外側に意図的裂孔を作成する方法もあるが，筆者はこの方法はとっていない．内境界膜が円孔内にしっかりと翻転されていると網膜下液が網膜下に留まり排液できないこともあるが，円孔が閉鎖すれば術後経過のなかで吸収されていくので完全な排液にこだわる必要はない．タンポナーデはガスまたはシリコーンオイルで行うが，内境界膜翻転法を用いるようになってからは黄斑円孔の閉鎖率が上がったこともあり，20%SF_6を標準的に用いている．僚眼の視機能が低い症例，高齢

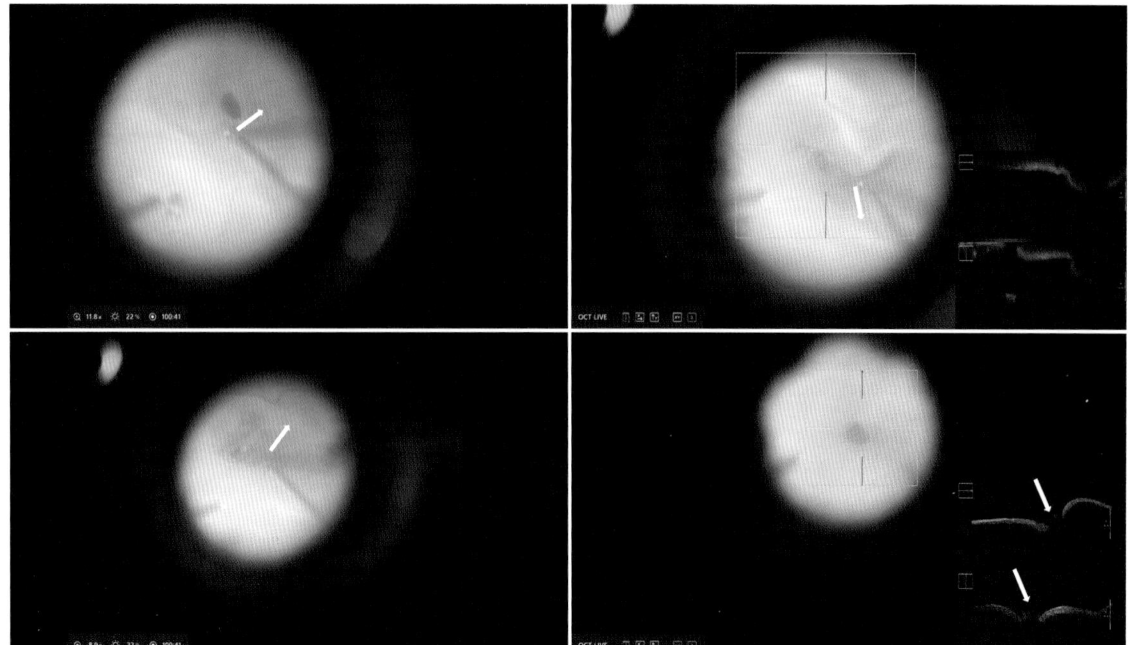

a | b
c | d

図 5. ILM 剝離と円孔内への翻転

MHRD の ILM 剝離は網膜の可動性が大きく難しい．ILM を牽引する方向を a～c の矢印で示す．視神経乳頭側から周辺側へ向けて操作するのが基本である(a)．内境界膜を翻転するために，耳側の ILM はどうしても周辺側から視神経乳頭側に牽引をかけることになるが，下方の ILM は上耳側に(b)，上方の ILM は下耳側に(c)，交叉するように牽引し，結果的に耳側の ILM 剝離部位が重なり合うように剝離をすると良い．ILM は円孔内に埋入するように翻転する．術中 OCT を用いると埋入された状態が確実に観察できる(d：矢印)．

者で腹臥位の維持が難しい場合等にシリコーンオイルを用いることもあるが，初回手術で用いることは少ない．

再発例，難症例への対応

上述の通り，内境界膜翻転法の登場により MHRD の手術成績は大幅に向上した．一方で過去に MHRD に対して手術を施行され，閉鎖しなかった黄斑円孔から再剝離を生じた症例や，円孔径が大きい症例等では治療に難渋する．網膜剝離を繰り返す症例では手術に踏み切らざるを得ないが，術式については一定のコンセンサスはまだない．

再発例の最大の問題点は，初回手術で ILM 剝離が行われており，内境界膜翻転法を用いることができないことである．これに対して，剝離された範囲の外側から内境界膜を持ってくる方法が報告されている．ILM を遊離弁として円孔内に埋入する方法[12]，三日月状に剝離した ILM を有茎で翻転する方法[13]等がある．前者は初回手術での ILM 剝離範囲によらず ILM の遊離片が採取できる利点があるが，円孔内に遊離 ILM を確実に円孔内に定着させることは非常に難しい．後者は ILM の固定は容易であるが，広く ILM が剝離されている症例では黄斑部まで遊離弁が届かないこともあり，それぞれの術式に一長一短がある．網膜剝離の再発がなければ，円孔閉鎖にはこだわる必要はそれほどないように思う．

網膜剝離を再発する症例では，やむなく円孔縁に光凝固を行うこともある(図 6)．網脈絡膜萎縮や，近視性脈絡膜新生血管の瘢痕等で中心窩に一致した中心暗点を生じている症例等では変化が出づらいこともあるが，術前に視野検査やマイクロペリメーター等で自覚症状を評価し暗点が拡大する可能性について十分に説明を行ったうえで施行すべきである．

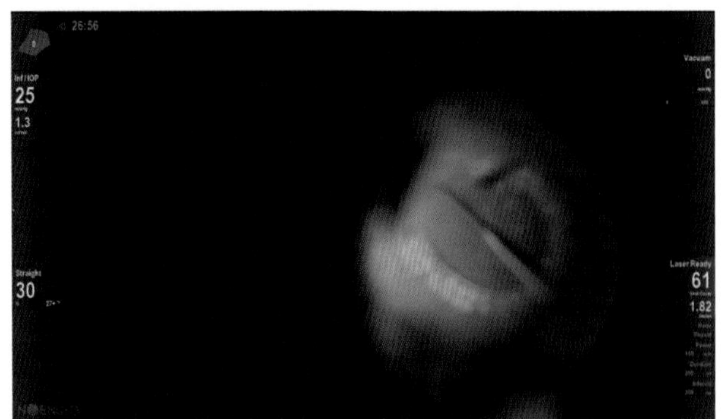

図 6. 黄斑円孔縁への光凝固
拡大した黄斑円孔から MHRD を繰り返す症例に対し，裂孔周囲に光凝固を施行している．暗点拡大の可能性については十分な説明を行うことが重要である．

近年，難治性の黄斑円孔に対し網膜自家移植が試みられている[14]．網膜自家移植は本邦の施設も含まれた国際多施設・後ろ向き研究で 130 眼の報告があり，このなかに MHRD 症例も含まれる．MHRD 症例 19 例中 15 例で円孔閉鎖が得られ，黄斑円孔症例と比べ視力予後が良かったと報告されている[15]．生着機序や視機能を含めた予後は検討課題であろうが，今後難治例に対する術式の選択肢となる可能性がある．

おわりに

MHRD の手術手技は非常に難しく熟練した術者でも難渋することが多いが，内境界膜翻転法により手術成績が大きく向上したことは福音である．再発例では内境界膜剝離をすでに行われていることがほとんどであり，さらに治療に苦慮することとなる．網膜自家移植を含めたさらなる治療のアップデートが望まれる．

文　献

1) Ikuno Y, Sayanagi K, Soga K, et al：Foveal anatomical status and surgical results in vitrectomy for myopic foveoschisis. Jpn J Ophthalmol, **52**：269-276, 2008.
2) Frisina R, Gius I, Palmieri M, et al：Myopic Traction Maculopathy：Diagnostic and Management Strategies. Clin Ophthalmol, **14**：3699-3708, 2020.
Summary 最新の近視性牽引黄斑症についてわかりやすくまとめられた総説.
3) Gonvers M, Machemer R：A new approach to treating retinal detachment with macular hole. Am J Ophthalmol, **94**：468-472, 1982.
4) Sakamoto T, Miyazaki M, Hisatomi T, et al：Triamcinolone-assisted pars plana vitrectomy improves the surgical procedures and decreases the postoperative blood-ocular barrier breakdown. Graefes Arch Clin Exp Ophthalmol, **240**：423-429, 2002.
5) Kadonosono K, Yazama F, Itoh N, et al：Treatment of retinal detachment resulting from myopic macular hole with internal limiting membrane removal. Am J Ophthalmol, **131**：203-207, 2001.
6) Ikuno Y, Sayanagi K, Oshima T, et al：Optical coherence tomographic findings of macular holes and retinal detachment after vitrectomy in highly myopic eyes. Am J Ophthalmol, **136**：477-481, 2003.
7) Michalewska Z, Michalewski J, Adelman RA, et al：Inverted internal limiting membrane flap technique for large macular holes. Ophthalmology, **117**：2018-2025, 2010.
Summary 基本手技となった内境界膜翻転法の初出の論文であり，一度は目を通して欲しい文献.
8) Chen SN, Yang CM：Inverted Internal Limiting Membrane Insertion for Macular Hole-Associated Retinal Detachment in High Myopia. Am J Ophthalmol, **162**：99-106 e101, 2016.
9) Takahashi H, Inoue M, Koto T, et al：Inverted internal limiting membrane flap technique for treatment of macular hole retinal detachment in highly myopic eyes. Retina, **38**：2317-2326, 2018.
10) Wakabayashi T, Ikuno Y, Shiraki N, et al：Inverted internal limiting membrane insertion versus standard internal limiting membrane peeling for macular hole retinal detachment in high myopia：one-year study. Graefes Arch Clin Exp Ophthalmol, **256**：1387-1393, 2018.
11) Kuriyama S, Hayashi H, Jingami Y, et al：Efficacy of inverted internal limiting membrane flap technique for the treatment of macular hole in high myopia. Am J Ophthalmol, **156**：125-131, 2013.
12) Morizane Y, Shiraga F, Kimura S, et al：Autologous transplantation of the internal limiting membrane for refractory macular holes. Am J

Ophthalmol, **157**：861-869 e861, 2014.

13) Gekka T, Watanabe A, Ohkuma Y, et al：Pedicle Internal Limiting Membrane Transposition Flap Technique for Refractory Macular Hole. Ophthalmic Surg Lasers Imaging Retina, **46**：1045-1046, 2015.

14) Grewal DS, Mahmoud TH：Autologous Neurosensory Retinal Free Flap for Closure of Refractory Myopic Macular Holes. JAMA Ophthalmol, **134**：229-230, 2016.

15) Moysidis SN, Koulisis N, Adrean SD, et al：Autologous Retinal Transplantation for Primary and Refractory Macular Holes and Macular Hole Retinal Detachments：The Global Consortium. Ophthalmology, **128**：672-685, 2021.

Summary 網膜自家移植の国際共同研究論文．最新の知見であり今後の網膜自家移植の動向に注視したい．

MB OCULI. No. 105：31－37, 2021

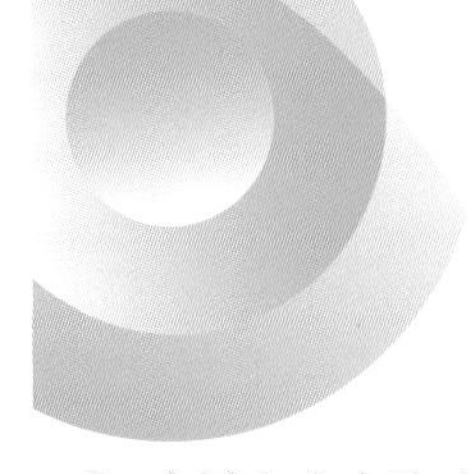

OCULISTA

特集／強度近視・病的近視をどう診るか

近視性黄斑分離

島田典明*

Key Words： 網膜分離(retinoschisis)，黄斑分離(macular retinoschisis, maculoschisis)，中心窩分離(foveal retinoschisis, foveoschisis)，近視性牽引黄斑症(myopic traction maculopathy)，後部ぶどう腫(posterior staphyloma)

Abstract： 近視眼では後部ぶどう腫，網膜血管，網膜前膜，硝子体黄斑牽引によって時に黄斑に網膜分離を生じ，内層分層黄斑円孔や外層分層黄斑円孔，全層黄斑円孔といった亀裂から牽引性網膜剝離や黄斑円孔網膜剝離が生じる．手術治療により改善や悪化予防が可能になってきた．①黄斑前膜もしくは硝子体黄斑牽引を伴って歪視や視力低下に影響しているもの，②陳旧性でない全層黄斑円孔を伴っているもの，③進行性の黄斑剝離を伴うものの3つが積極的手術適応と考えられる．手術は硝子体手術が広く行われ，硝子体郭清に加えて症例に応じて内境界膜剝離方法の選択が重要である．特に黄斑剝離例にはfovea-sparing法を，黄斑円孔例にはinverted flap法やautologous transplantation法，lens capsular flap transplantation法を用いることもある．

はじめに

近視眼では時に黄斑部に網膜分離や牽引性網膜剝離が認められ[1)]，近視性黄斑分離をはじめ，網膜分離症，黄斑分離症，中心窩分離症，切迫黄斑円孔(網膜剝離)といった名称で呼ばれる．このような網膜分離は後部ぶどう腫を伴った強度近視眼の9%に認められ[2)]，後部ぶどう腫，網膜血管，網膜前膜，硝子体黄斑牽引が症例ごとに異なる比重で牽引に加担している．悪化すると黄斑円孔網膜剝離へと進展することがあるが，黄斑円孔網膜剝離の前駆病変には網膜分離以外の多彩な病変も含まれ，黄斑円孔網膜剝離の前駆病変となりうる黄斑部病変に対して，近視性牽引黄斑症(myopic traction maculopathy：MTM)という呼称が提唱された[3)]．本稿ではMTMの診断から治療について，黄斑円孔と黄斑前膜(他稿を参照)を除いて概説する．

* Noriaki SHIMADA，〒115-0045　東京都北区赤羽1-7-9-401　赤羽しまだ眼科，院長

診　断

網膜分離を生じている近視性牽引黄斑症の眼では，自覚症状や眼底変化がはっきりしないことも多く，強度近視眼に対しては，自覚症状がなくてもOCTによる検索が必要である．内層分層黄斑円孔や網膜前膜，牽引性網膜剝離，硝子体牽引を伴っている場合，ゆがみや視力低下といった症状を呈することがあり，これらの自覚症状があれば，近視性脈絡膜新生血管や近視性牽引黄斑症を疑う必要がある．

近視性牽引黄斑症の診断はOCTで行い，近視眼底に加えて，網膜牽引か牽引性の網膜障害として，①黄斑前膜，②硝子体黄斑牽引，③黄斑分離，④分層黄斑円孔，⑤黄斑剝離，⑥全層黄斑円孔の計6つのうち，いずれかを認め，他を除外することによって診断している．除外するものとしては

表 1. 近視性牽引黄斑症の TMDU 分類

網膜分離の範囲 (必ず記載)	S0　網膜分離なし S1　中心窩外網膜分離 S2　中心窩内網膜分離 S3　中心窩を含み黄斑全体に至ってない網膜分離 S4　黄斑全体の網膜分離
合併病変 (合併あれば記載)	M　網膜前膜 V　硝子体黄斑牽引 L　内層分層黄斑円孔 H　黄斑円孔(全層) D　網膜剝離(D1〜4) A　網膜萎縮
網膜剝離のステージ (合併あれば記載)	D1　網膜外層の乱れあるいはわずかな上昇 D2　外層分層黄斑円孔 D3　外層分層黄斑円孔の上昇と網膜分離と剝離の共存 D4　外層分層黄斑円孔の端の網膜分離の消失

黄斑円孔網膜剝離以外には，裂孔原性網膜剝離，黄斑浮腫をきたす疾患，intrachoroidal cavitation に合併したピット黄斑症候群類似疾患[4]，近視性脈絡膜新生血管，dome-shaped macula に伴った網膜剝離，後部ぶどう腫縁からの漏出による網膜剝離が重要である．

分　類

近視性牽引黄斑症の進行度の把握やリスク評価，手術適応，予後等に分類が有用である．表 1 に東京医科歯科大学分類(TMDU 分類)[5]を示す．この分類では網膜分離や網膜剝離の進行度(有無や程度)，その他の合併病変によって近視性牽引黄斑症を分類している．まず，網膜分離の有無と範囲により，S0(網膜分離なし)，S1(中心窩以外の網膜分離)，S2(中心窩内の網膜分離)，S3(S1＋S2 で S4 に至ってないもの)，S4(黄斑全域の網膜分離)に分類する．次に，その他の黄斑部合併病変として網膜前膜(M)，硝子体黄斑牽引(V)，網膜剝離(D)，内層分層黄斑円孔(L)，全層黄斑円孔(H)，網膜萎縮(A)の有無を記載する．このうち網膜剝離を認める症例については，網膜分離のみの状態から，外層分層黄斑円孔を経て一部の網膜分離の消失を伴った黄斑部網膜剝離に進行する 4 つのステージ(D1〜4)に分類する．まず，網膜分離のみの状態では網膜分離層の外側の網膜外層に異常はなく，牽引性網膜剝離が生じ始めると，黄斑部の網膜外層の乱れあるいはわずかな上昇が認められる(D1)．次に，同部位に網膜外層の分層黄斑円孔が生じ(D2)，その後，この分層円孔が上昇したようにみえ，網膜分離と剝離は共存する(D3)．最後に，分層円孔の端の網膜外層が網膜内層にくっついて一部の網膜分離が消失してみえる状態となる(D4)．

自然予後

近視性牽引黄斑症はおおむね安定した病態であるが，緩徐やときに急激に進行することがある一方，自然軽快することもある．黄斑前膜，硝子体黄斑牽引，網膜剝離，内層分層黄斑円孔，黄斑円孔を伴った症例では視力低下を自覚しやすいため，自覚症状の変化がみられた場合，これらの変化がないか OCT で精査する必要がある．実際に手術適応として重要な D1〜D3 の変化は OCT を動的に観察しているとみつけやすい．近視性牽引黄斑症 207 眼の 2 年以上，平均 36 か月の自然経過では[6]，84%は OCT にて変化はなく，矯正視力も不変であった．12%は何らかの進行，4%は軽快した．網膜分離が黄斑全体の S4 では，42%で悪化がみられ，網膜分離の狭い症例に比べ進行しやすい．また，同じ S4 では約 1 割で軽快する症例も認められ，網膜の牽引が広く多く働いている網膜分離が黄斑全体に及んだ近視性牽引黄斑症は，より不安定な状態といえる．経過観察を行う場合，OCT で注意深く観察し，手術適応を検討する必要がある．

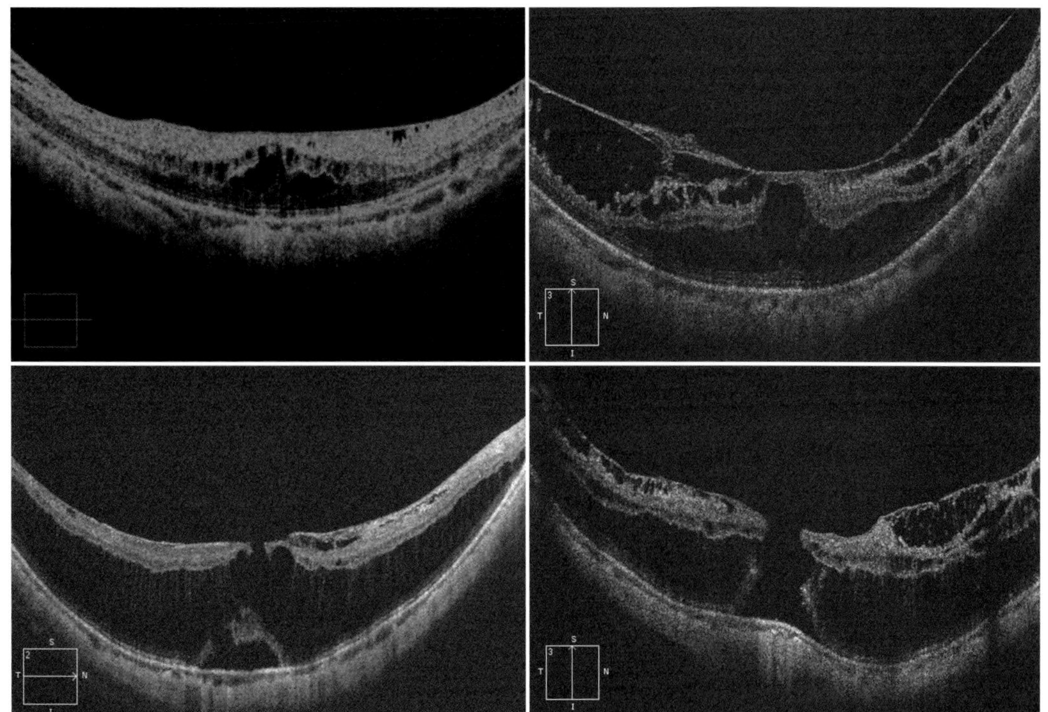

a | b
c | d

図 1. 手術適応になった近視性黄斑分離のOCT
TMDU分類ではa：S3M，b：S4M，c：S4LD3，d：S4MHとなり，黄斑円孔網膜剝離により近いdに向かうほど緊急性が高くなる．

治　療

治療は硝子体手術が広く行われており[7)〜9)]，黄斑バックル[10)]や，酵素的硝子体融解薬の硝子体注射[11)]も有用である可能性がある．筆者は主に硝子体郭清に加えて内境界膜剝離，症例によって空気やガス等のタンポナーデを併用している．内境界膜剝離は症例に応じて剝離方法を使い分けている．

手術適応は術者により定まった概念はまだないが，筆者は次の3つについて積極的手術適応と考えている．それは，①黄斑前膜もしくは硝子体黄斑牽引を伴って歪視や視力低下に影響しているもの，②陳旧性でない全層黄斑円孔を伴っているもの，③進行性の黄斑剝離を伴うものである(図1)．

この手術検討には視野障害や白内障，網膜萎縮(近視性脈絡膜新生血管や網膜脈絡膜萎縮)も含め，総合的な評価が必要である(図2)．また，黄斑全体，網膜血管アーケード周囲までのOCTを詳細に撮影し，後極部網膜の微小変化を把握する必要がある．有水晶体眼に対しては水晶体再建術を症例に応じて併施する．基本的には網膜分離や網膜牽引の範囲，中心窩付近の菲薄化の部位から術中の内境界膜剝離の範囲や方法を術前に決めておくが，網膜裂孔併発等，術後増殖変化が生じやすい症例ではやや広めに，緑内障の症例では狭めに設定する．

実際の手術術式について，①黄斑前膜もしくは硝子体黄斑牽引を伴って歪視や視力低下に影響しているものについては，他稿の黄斑前膜も参照いただきたいが，後部ぶどう腫や網膜分離だけでも歪みを生じることもあり，問診やアムスラーチャートでの歪視の評価，詳細なOCT評価の後に，歪みが術後残る可能性が十分あることを説明のうえで手術を検討する．硝子体手術時は中心窩への過度な牽引は避けるようにするが，近視性視神経症や緑内障性視神経症を合併していない症例では内境界膜も可能な限り剝離している．

②についても他稿を参照いただきたいが，網膜分離を周囲に伴っている黄斑円孔ほど円孔閉鎖が困難であり，黄斑円孔網膜剝離に急速に移行するリスクも高いと推定され，早めに手術加療を予定する．通常の内境界膜剝離にガスタンポナーデで

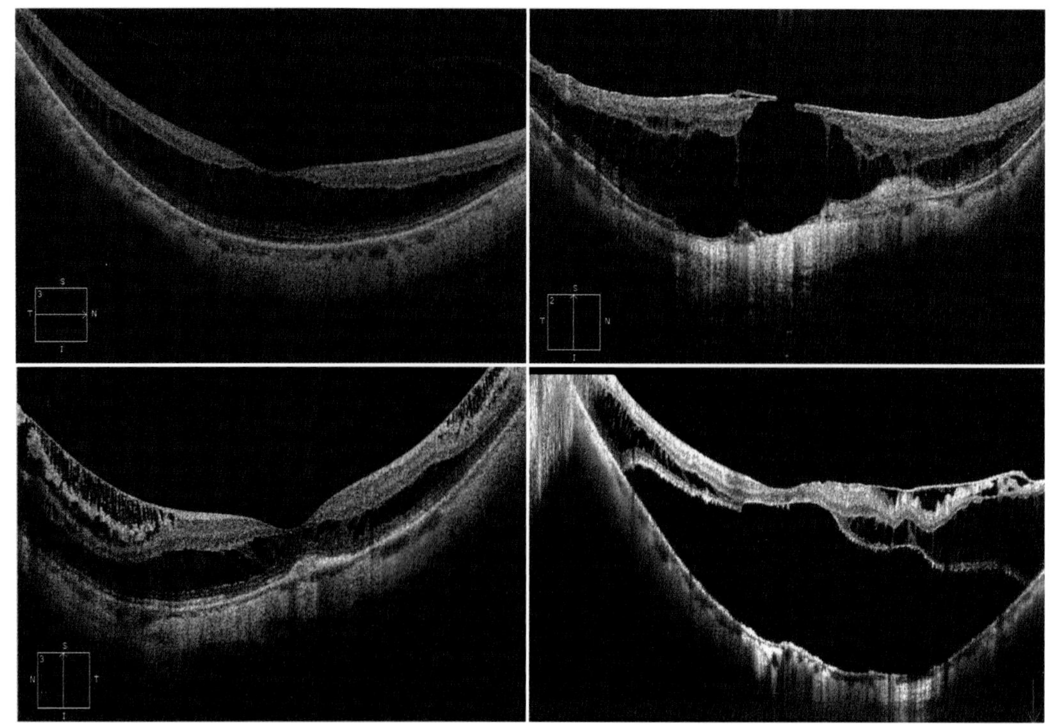

図 2. 手術適応にならなかった近視性黄斑分離の OCT

TMDU 分類では a：S4，b：S4MLA，c：S4MA，d：S4D4MA となる．a については視力や歪視に影響がない状態と推察され後部硝子体剝離に伴い軽快の期待もあること，b については萎縮が強いため萎縮周囲に網膜剝離が生じるまで手術メリットがないこと，c については視力不良や歪視に脈絡膜新生血管のあとの萎縮が関与しており分離の丈もそこまで厚くないこと，d については陳旧化した網膜剝離と萎縮のため暗点が大きく，自覚症状の悪化が不明であったことから手術適応とならなかった．このような症例では進行の有無を経過観察し，悪化があれば手術検討しなければならない．

は円孔閉鎖が得られにくいと考えられた場合にはシリコンオイルタンポナーデや inverted flap 法[12)]，autologous transplantation 法[13)]，lens capsular flap transplantation 法[14)]を用いることもある．

③について，実際には近視性黄斑分離の範疇ではこの状態で手術となるケースが最も多い．網膜分離がおおむね 500～600 μm に達すると外層分層黄斑円孔が生じ，その後，網膜剝離が進行したり，黄斑円孔に進展する危険性が上昇する．外層分層円孔が生じると歪みや視力障害をきたすことが多く，全層黄斑円孔を生じると，予後が悪くなってしまうため，網膜分離を伴って外層分層黄斑円孔を中心窩に生じ，症状の進行をきたしている症例に対して早期に手術を検討している．このような症例は fovea-sparing 法[15)]で内境界膜剝離を行う(図 3～5)．この方法により，術後全層黄斑円孔発症の予防だけでなく，術後に残した内境界膜が多少収縮することで，外層分層黄斑円孔の閉鎖を促進する可能性がある．手術を行う際には，術直前もしくは術中に全層の黄斑円孔が生じていないことをしっかり確認する必要がある．ガスや空気によるタンポナーデは症例に応じて使用する．約半数の症例で術後に残した内境界膜の収縮がみられる[2)]ことからすべての近視性黄斑分離の症例に fovea-sparing 法を行うべきではない．

術後合併症として，黄斑円孔や黄斑円孔網膜剝離に最も注意が必要である．もし発症してしまった場合，autologous transplantation 法や lens capsular flap transplantation 法，黄斑バックルで対応する．また網膜から強膜の菲薄化から術後創閉鎖不全や裂孔原性網膜剝離，脈絡膜出血にも注意が必要である．

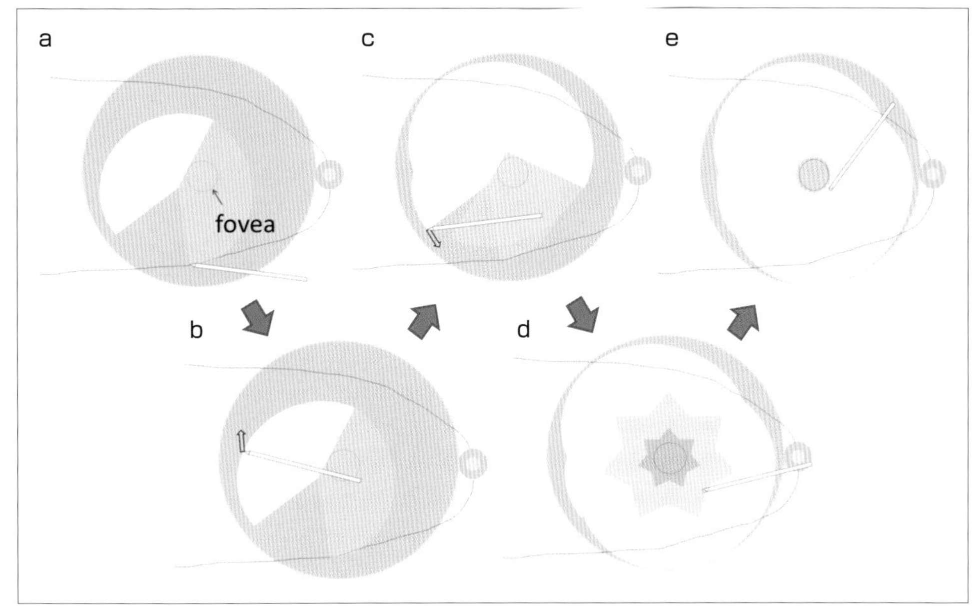

図 3. Fovea-sparing 法での内境界膜剥離(FSIP)のシェーマ
内境界膜を周辺より剥離しはじめ中心窩にかかりそうになったら(a)，違うところから剥離することを繰り返す(b, c)．中心窩を剥離せずにその周囲を剥離できたら，中心窩に付着した内境界膜はカッターでトリミングする(d，e)．

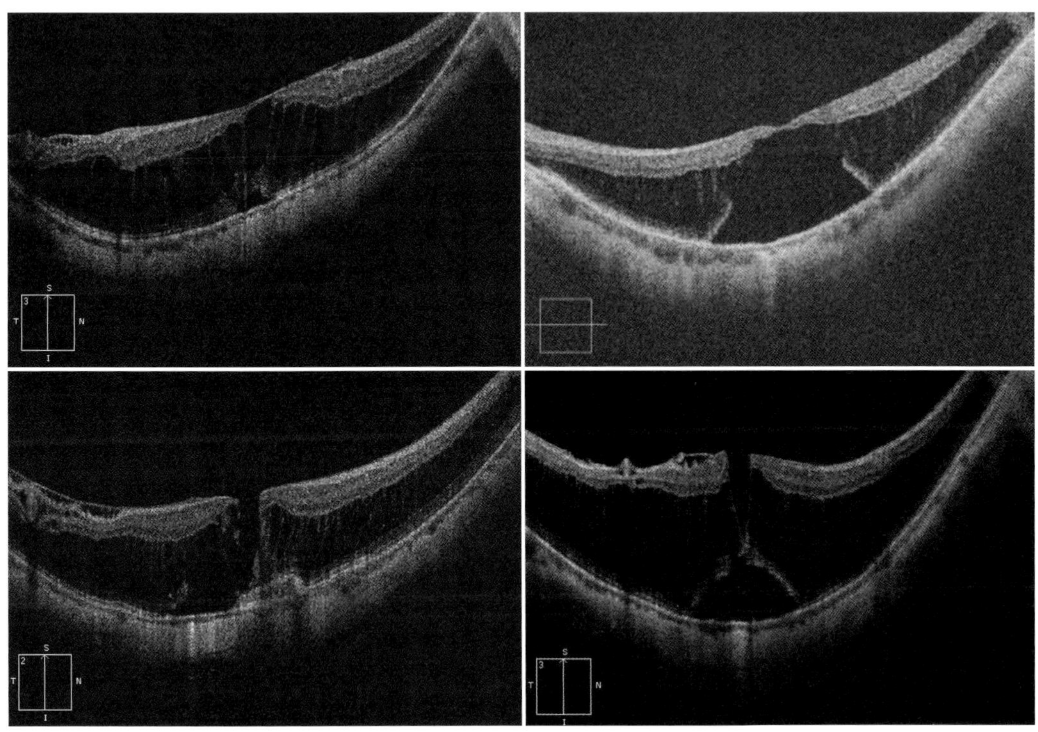

a | b
c | d

図 4. Fovea-sparing 法で治療した症例の OCT
TMDU 分類では a：S4D1，b：S4D3，c：S4D2MA，d：S4D3LM となり，いずれも術前に動的な OCT で全層黄斑円孔になっていないことを確認する必要がある．

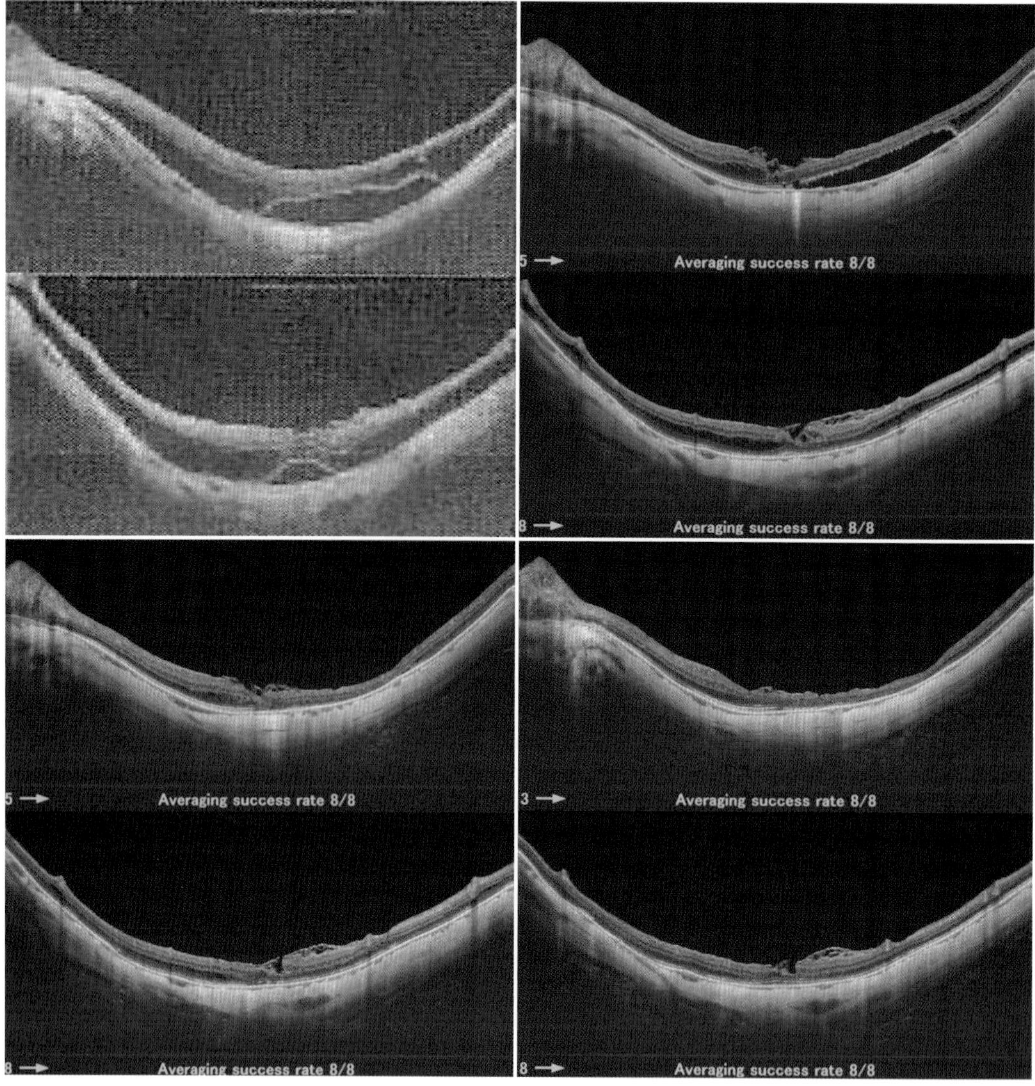

図 5. Fovea-sparing 法での術前術後経過

a	b
c	d

a（上が横，下が縦）：術前．OCT は不鮮明だが TMDU 分類 S4D4M．矯正視力 0.6
b（上が横，下が縦）：術後 3 か月．中心窩の網膜剝離はほぼ消失，耳側の網膜剝離は減少．広範な網膜分離も減少．矯正視力 0.8
c（上が横，下が縦）：術後 1 年．網膜剝離は消失．矯正視力 0.9
d（上が横，下が縦）：術後 5 年．特に変化なし．矯正視力 0.9

おわりに

近視性黄斑分離に対しては症例に応じて手術方法を選択し，適切な時期に手術を行うことにより悪化予防や改善を目指すことが重要である．

文　献

1）Takano M, Kishi S：Foveal retinoschisis and retinal detachment in severely myopic eyes with posterior staphyloma. Am J Ophthalmol, **128**：472-476, 1999.
2）Baba T, Ohno-Matsui K, Futagami S, et al：The incidence rate and characteristics of retinal detachment without macular hole in high myopia. Am J Ophthalmol, **135**：338-342, 2003.
3）Panozzo G, Mercanti A：Optical coherence tomography findings in myopic traction maculopathy. Arch Ophthalmol, **122**：1455-1460, 2004.
4）Shimada N, Ohno-Matsui K, Iwanaga Y, et al：Macular retinal detachment associated with peripapillary detachment in pathologic myopia.

Int Ophthalmol, **29**：99-102, 2009.
5) Ohno-Matsui K：Atlas of Pathologic Myopia. Springer, 2020.
6) Shimada N, Tanaka Y, Tokoro T, et al：Natural course of myopic traction maculopathy and factors associated with progression or resolution. Am J Ophthalmol, **156**：948-957, 2013.
Summary 近視性牽引黄斑症の自然経過の文献.
7) Kanda S, Uemura A, Sakamoto Y, et al：Vitrectomy with internal limiting membrane peeling for macular retinoschisis and retinal detachment without macular hole in highly myopic eyes. Am J Ophthalmol, **136**(1)：177-180, 2003.
8) Kobayashi H, Kishi S：Vitreous surgery for highly myopic eyes with foveal detachment and retinoschisis. Ophthalmology, **110**(9)：1702-1707, 2003.
9) Ikuno Y, Sayanagi K, Ohji M, et al：Vitrectomy and internal limiting membrane peeling for myopic foveoschisis. Am J Ophthalmol, **137**(4)：719-724, 2004.
10) Baba T, Tanaka S, Maesawa A, et al：Scleral buckling with macular plombe for eyes with myopic macular retinoschisis and retinal detachment without macular hole. Am J Ophthalmol, **142**(3)：483-487, 2006.
11) Stalmans P, Benz MS, Gandorfer A, et al：Enzymatic vitreolysis with ocriplasmin for vitreomacular traction and macular holes. N Engl J Med, **367**：606-615, 2012.
12) Michalewska Z, Michalewski J, Adelman RA, et al：Inverted internal limiting membrane flap technique for large macular holes. Ophthalmology, **117**：2018-2025, 2010.
13) Morizane Y, Shiraga F, Kimura S, et al：Autologous transplantation of the internal limiting membrane for refractory macular holes. Am J Ophthalmol, **157**：861-869, 2014.
14) Chen SN, Yang CM：Lens capsular flap transplantation in the management of refractory macular hole from multiple etiologies. Retina, **36**：163-170, 2016.
15) Shimada N, Sugamoto Y, Ogawa M, et al：Fovea-sparing internal limiting membrane peeling for myopic traction maculopathy. Am J Ophthalmol, **154**：693-701, 2012.

MB OCULI. No. 105：39－44, 2021

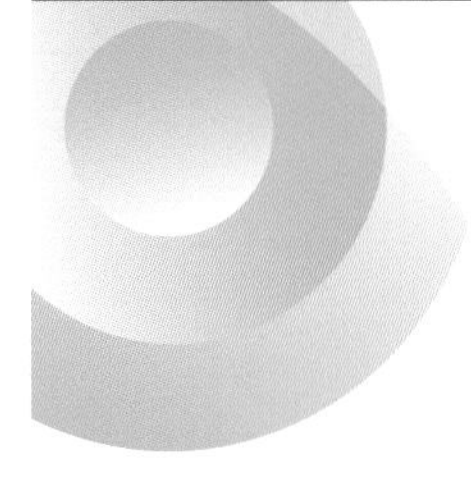

特集／強度近視・病的近視をどう診るか

強度近視眼の斜視

OCULISTA

望月嘉人[*1]　木村亜紀子[*2]

Key Words： 近視性斜視(strabismus-associated myopia)，固定内斜視(esotropia fixus)，強度近視(high myopia)，外眼筋偏位(deviation of extra ocular muscle)

Abstract： 強度近視性の固定内斜視は，眼軸長の延長により，眼球後部が上直筋と外直筋の間に脱臼することで発症する．最重症型では眼位が内下方に固定し，著しい眼球運動制限を認めるうえに，整容的な苦痛も大きい疾患である．上外直筋結合術(横山法)の普及により，現在では比較的予後良好な疾患といえるであろう．現在では，眼球運動が比較的保たれている内斜視症例でも，上直筋の内方偏位と外直筋の下方偏位が高度な症例には横山法が有効であると考えられている．強度近視性の内斜視では，外眼筋の位置を画像で確かめ，外眼筋偏位と眼位・眼球運動制限の関係を考慮したうえで術式を決定することが，良好な術後眼位を得るために必要と考えられる．

はじめに

強度近視眼の最大の特徴は眼軸の延長である．最重症型の強度近視性の固定内斜視は，強度近視による眼軸長の延長が原因で，眼球後部が上直筋と外直筋の間から脱臼することで生じる[1)]．この斜視は heavy eye syndrome とも呼ばれ，かつては，大きな眼球が眼窩内に押し込まれているため，外直筋の菲薄化が原因等と考えられていた[2)]が，横山により病態が解明され[3)]，上外直筋結合術が開発されると，それ以降は，劇的な眼位の改善が得られるようになり治療効果は安定している．しかし，強度近視眼がすべてこのような重症型の固定内斜視を呈するかというとそうではない．後部ぶどう腫の形態により，内直筋と上直筋の間から眼球後部が脱臼し，外斜視を呈した症例の報告もある[4)]．強度近視性斜視は内斜視ばかりでないことにも注意が必要である．強度近視眼に生じる斜視では，常に外眼筋偏位と斜視の関係を分析し，治療方針を決定することが大切である．そのため，画像診断が重要で，可能な限り MRI で外眼筋の位置と眼球の関係を確認したい．自験例を用いて解説する．

症　例

1．症例 1

62 歳，女性．他院で 5 年前から左内斜視で経過観察されていたが，内斜視が悪化したため，当院紹介受診となった．視力は右眼 0.04×S－26.00 D：C－1.50 D Ax105°，左眼 10 cm(指数弁)，眼軸長は右眼 33.31 mm で，左眼は正中に達さず測定不能であった．眼位は左眼が内下転に固定されており，Krimsky 法で 123 prism diopter(PD)の内斜視，20PD の左下斜視で，全方向への眼球運動制限を認めた．また，右眼にも外転制限を認めた(図 1)．眼窩 MRI では，軸位断にて，両眼に長眼軸の眼球と右眼に後部ぶどう腫を認めた．左眼

[*1] Yoshihito MOCHIZUKI，〒663-8501　西宮市武庫川町 1-1　兵庫医科大学眼科学講座，助手
[*2] Akiko KIMURA，同，准教授

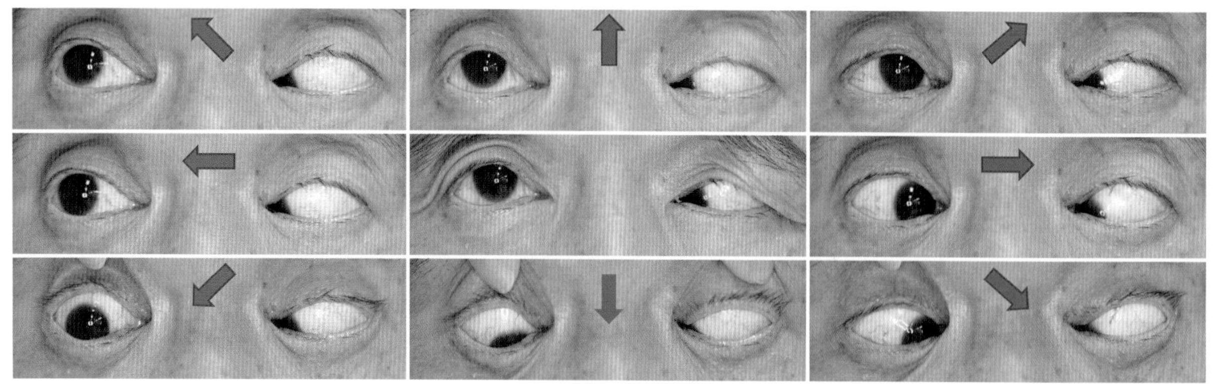

図 1. 症例 1．62 歳，女性．強度近視性固定内斜視
左眼が内下転位に固定され，全方向への眼球運動制限を認める．

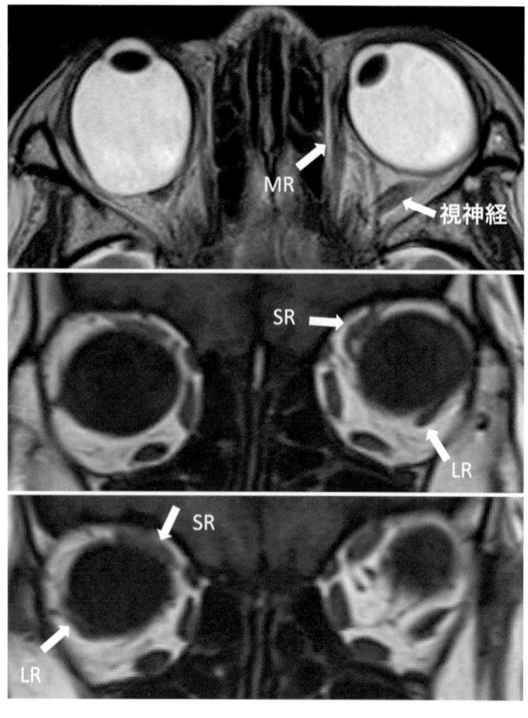

a
b
c

図 2.
症例 1．眼窩 MRI
a：T2 強調画像．軸位断．両眼の長眼軸の眼球と右眼に後部ぶどう腫を認める．左眼の視神経のスライスに内直筋は認められるが外直筋は描出されていない．
b：T1 強調画像．冠状断．両眼の上下直筋の内方偏位を認める．左眼では眼球後部が上外直筋間に脱臼している．右眼の外直筋は描出されていない．
c：T1 強調画像．冠状断．b の画像よりもさらに後方のスライスでは，右眼の外直筋が下方に偏位している．
SR：上直筋　MR：内直筋　LR：外直筋

の視神経のスライスに内直筋は描出されているが外直筋は描出されていない(図 2-a)．冠状断では両眼とも上直筋と下直筋の内方偏位を認め，左眼では外直筋は大きく下方偏位し脱臼角は 180° 以上であったが，右眼の外直筋の描出は明らかではない(図 2-b)．右眼はさらに後方のスライスで下方偏位した外直筋が確認できる(図 2-c)．

術式は，MRI 所見から両眼に上外直筋結合術(横山法)とした(図 3)．術中，左眼の内直筋の眼球牽引試験が陽性であったため，左内直筋後転 4 mm を併用した．

術後眼位は 8PD の外斜視と改善し，高度な眼球運動制限も改善した．術後 1 年後も良好な眼位は保たれている(図 4)．

解　説：強度近視性の固定内斜視は，長眼軸の眼球後部が外直筋と上直筋間から脱臼し，眼球が内下転位に固定され，瞳孔領が内眼角に隠れ，外転・上転方向への高度な眼球運動制限を認めるもので，その特徴的な顔貌で診断は比較的容易である．横山[5]は，冠状断 MRI の解析から 27 mm 以上の眼軸長の伸長により，眼球の後半部が上直筋と外直筋間から筋円錐外への脱臼のリスクになることを報告している．脱臼角とは，外直筋の面重心，眼球の面重心，上直筋の面重心を結んだ角度

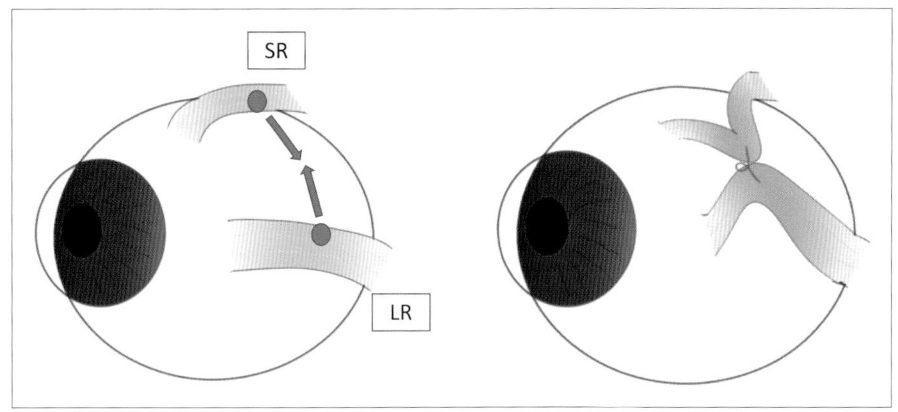

図 3. 症例 1. 横山法
横山法の手順：上直筋と外直筋の間を広く結膜切開をして，テノン嚢の処理を行い，上直筋と外直筋をしっかりと露出させる．その後上直筋の付着部より 15 mm の部位の筋腹の耳側半分に通糸してから，外直筋の付着部位より 15 mm の部位の上方半分にも通糸し，上直筋と外直筋の糸を結紮することで両筋を結合する．最後に結膜縫合して手術は終了となる．

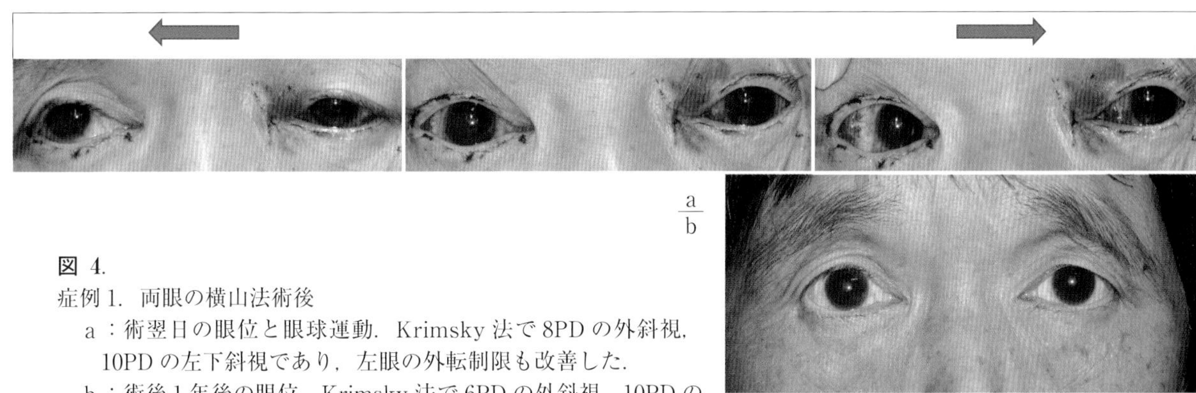

a
b

図 4.
症例 1. 両眼の横山法術後
a：術翌日の眼位と眼球運動．Krimsky 法で 8PD の外斜視，10PD の左下斜視であり，左眼の外転制限も改善した．
b：術後 1 年後の眼位．Krimsky 法で 6PD の外斜視，10PD の左下斜視であった．

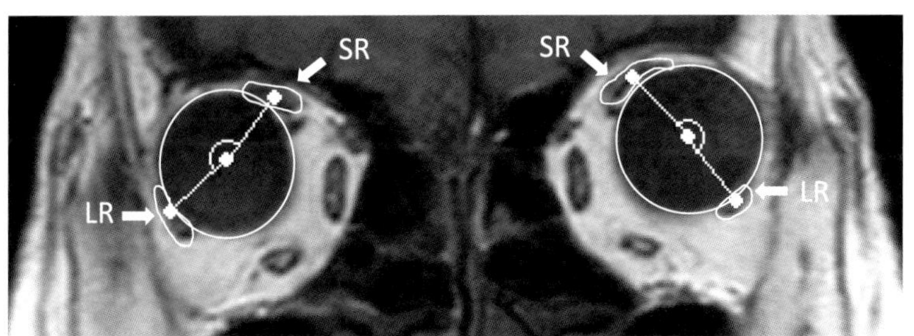

図 5. 脱臼角
上直筋，外直筋，眼球それぞれの面重心を結んだ角度．脱臼角は右眼 175°，左眼 185° 程度であり，脱臼所見を認める．

を示し(図 5)，横山は，脱臼角が 130° を超える場合は眼球の脱臼があると考えて良いと報告している[3]．脱臼する部位が上直筋と外直筋の間に多いのは，下斜筋は外直筋付近から上顎骨眼窩面の鼻涙管溝の外側に達するのに対し，上斜筋は上直筋から滑車までであり，上耳側には筋間膜しかないため，この方向で脱臼することが多いと考えられている．横山[5]が考案した上外直筋結合術は，内方偏位した上直筋と下方偏位した外直筋を結合することで，2 筋の間に脱臼した眼球後部を筋円錐

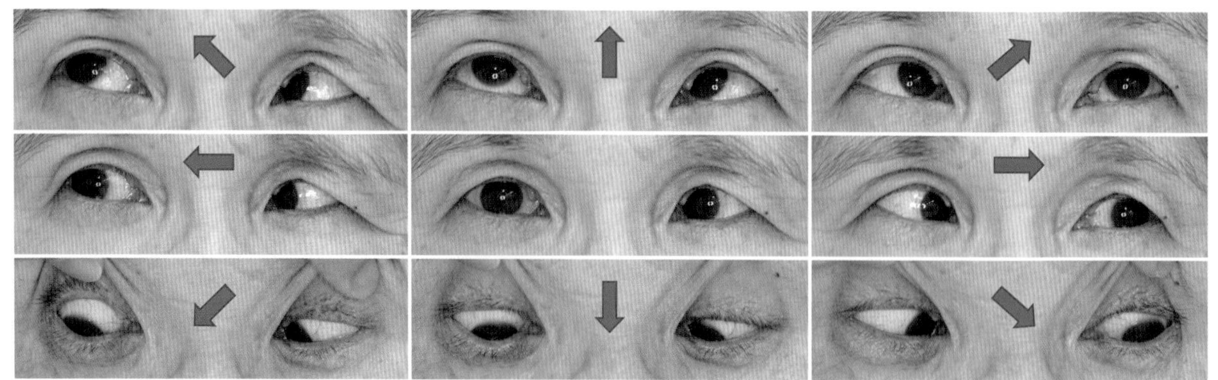

図 6. 症例 2. 65 歳, 女性
正面視で左内斜視, わずかに両眼に外転制限を認める.

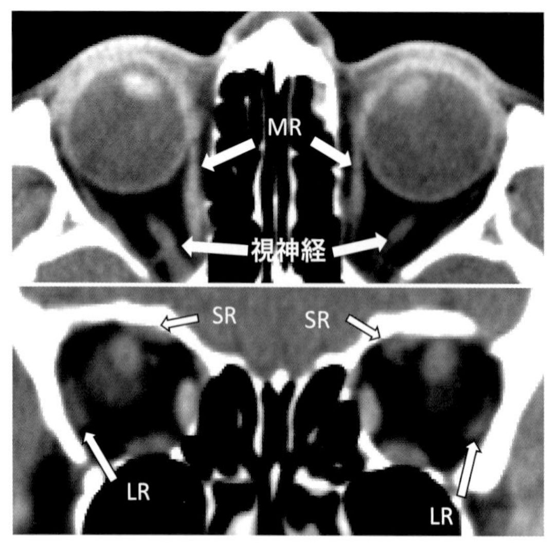

a
b

図 7.
症例 2. 眼窩 CT
a：軸位断. 左眼の内直筋と視神経は同一スライスに認めるが, 外直筋は描出されていない.
b：冠状断. 上下直筋の内方偏位と外直筋の下方偏位を認め, 視神経は眼窩上外側で上直筋のすぐ下に位置している.

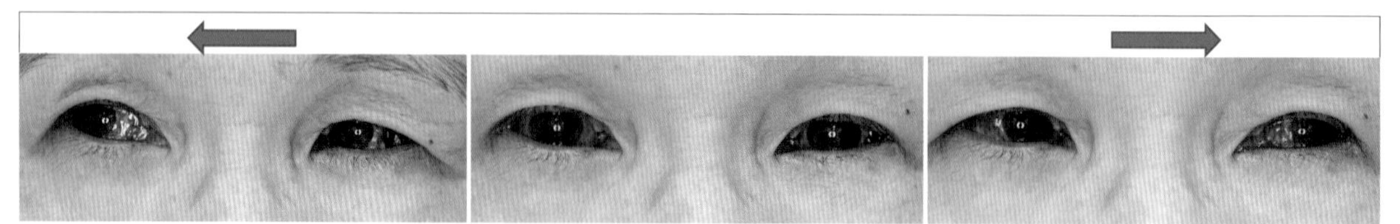

図 8. 症例 2. 両眼の横山法の術後
眼位はほぼ正位であり, 眼球運動制限も認めない.

内へと戻し, 眼位を整復する術式である. この術式は, 強膜に通糸する必要がなく, 従来の斜視手術の大きな合併症の1つである強膜穿孔のリスクがないことが benefit でもある.

2. 症例 2

65 歳, 女性. 5 年前から複視を自覚し, 3 年前から内斜視を指摘されるようになった. 視力は右眼 1.0×S−7.50 D： −1.50 D Ax180°, 左眼 1.0×S−7.00 D：−3.00 D Ax170°, 眼軸長は右眼 25.27 mm, 左眼 25.60 mm で, 眼位は alternate prism cover test(APCT)では遠見 104PD の内斜視であり, 両眼にわずかに外転制限を認めるも, 高度な眼球運動制限は認めなかった(図 6).

眼窩 CT 軸位断では, 眼窩に対して眼球は大きく, 大まかに眼窩内に眼球が 2 個入らない割合であった. 右眼は内外直筋と視神経が同一スライスに描出されているものの, 左眼は視神経のスライスで, 内直筋は描出されているが, 外直筋は描出されていない. しかし, 冠状断では, 両眼とも上直筋の内方偏位, 外直筋の下方偏位を認め(図 7),

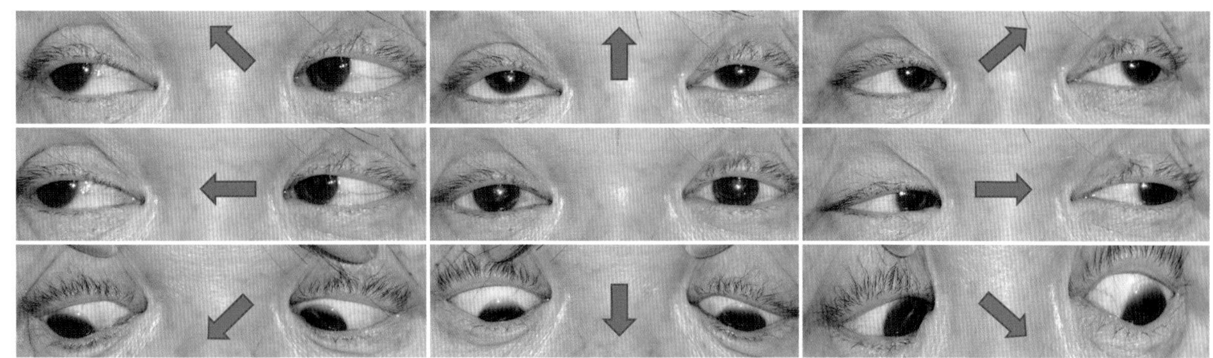

図 9. 症例 3．67 歳，女性
正面視で左内斜視を認め，眼球運動制限はほぼ認めない．

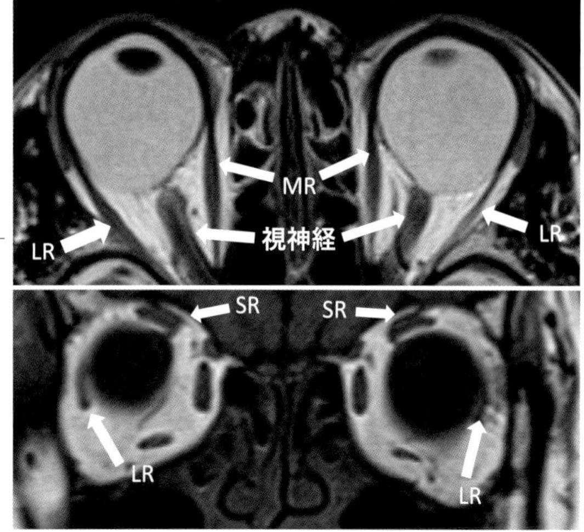

図 10.
症例 3．眼窩 MRI
a：T2 強調画像．軸位断．両眼とも視神経のスライスで内外直筋が描出されている．
b：T1 強調画像．冠状断．上下直筋の軽度内方偏位を認めるが，外直筋の下方偏位は認めない．

脱臼角は両眼とも約 150° であった．

眼窩 CT 所見から，術式は，両眼の上外直筋結合術に加え，両眼とも術中に行った外転方向への眼球牽引試験が陽性であったため，内直筋後転 3 mm を併用した．術後眼位は遠見で 4PD の外斜位となり，眼球運動制限もなく経過し，立体視も改善した(図 8)．

解　説：本例は，MRI が施行できない症例であったため眼窩 CT を施行したが，スライスを細かくすることで(3 ミリスライス)で，外眼筋の描出は十分明瞭であった．本例は，眼球運動は比較的良好で，眼軸長も 27 mm 以内であったが，画像上，上直筋の内方偏位と外直筋の下方偏位を認め，強度近視性固定内斜視と同様の外眼筋偏位が認められた．眼軸長はほぼ正常であったが，眼窩が小さく，強度近視性固定内斜視と機序は同様と考えられたため，眼球運動は良好であったが，術式は上外直筋結合術を用い，良好な結果が得られた．本例のように，正面視で上下偏位を伴わない場合は，両眼に横山法を施行することが望ましい．横山法は，内下斜視を矯正する術式のため，本例のような症例に，片眼の横山法を施行すると，術後に新たな上下斜視が出現するリスクがある．脱臼角が 120° 以上の場合，片眼の上外直筋結合術だけでは斜視が残存する傾向があるため，両眼の上外直筋結合術を検討すべきであるとの報告もある[6]．内斜視の治療は，安易に内外直筋前後転術を選択するのではなく，画像で外眼筋偏位と眼位の関係を考慮し，術式を選ぶ必要性があることを示す症例である．

3．症例 3

67 歳，女性．4 年前より複視を自覚，徐々に複視が強くなり当院受診となった．視力は右眼 0.7×S−14.50 D，左眼 0.7×S−15.50 D，眼軸長は右眼 31.56 mm，左眼 31.34 mm で，眼位は APCT にて遠見 16PD の内斜視で，眼球運動はほぼ外転制限を認めず良好であった(図 9)．

眼窩 MRI では，軸位断にて両眼に長眼軸の眼球と後部ぶどう腫を認めるも，視神経のスライスで，内外直筋が描出され，冠状断でも両眼とも外直筋の下方偏位を認めなかった(図 10)．脱臼角は 100° であり，眼球の筋円錐からの脱臼はないと判断した．

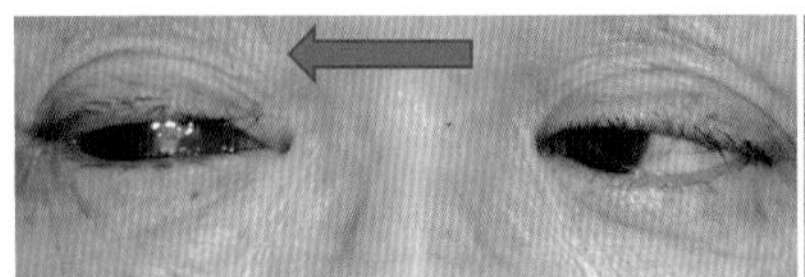
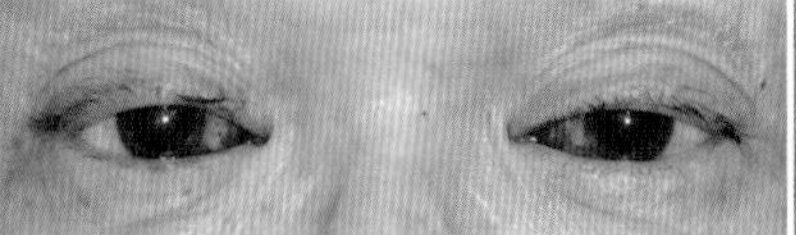
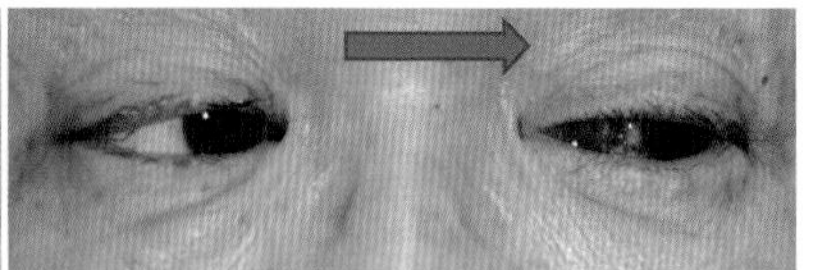

図 11. 症例 3. 両内直筋後転術後
正面視でほぼ正位となった.

術式は, MRI 所見から, 両眼の内直筋後転 3 mm とした. 術後眼位は APCT で遠見 4PD の内斜位となり, 複視も消失した(図 11).

解　説：強度近視があっても, 眼球の上外直筋間からの脱臼のない症例もある. 下斜視を伴わない内斜視と軽度の外転制限を認める症例では, 外転神経麻痺も鑑別疾患に挙がる. 術式の選択の際, 強度近視を伴う内斜視に対する外直筋短縮術は, 眼球の上外直筋間からの脱臼を促進しかねないため避けるほうが望ましいと考えている.

最後に

強度近視性の内斜視について, 画像診断と術式の選択の考え方について, 症例を呈示して解説した. 強度近視性内斜視では複視で, 固定内斜視では, 整容的な苦痛と視機能の急激な悪化により, QOV を大きく損なっている. 術式を適切に選択し, 基本に忠実な斜視手術が施行できれば, 強度近視性斜視に対する治療成績は良好であり, 斜視手術は有効な手段と考えられる. これらの斜視手術が広く普及することを期待したい.

文　献

1) 木村亜紀子：強度近視性内斜視の手術治療. 眼科, **60**：801-807, 2018.
2) Bagolini B, Tamburreli C, Dickmann A, et al：Convergent strabismus fixus in high myopic patients. Doc Ophthalmol, **74**：309-320, 1990.
3) 横山　連：固定内斜視の画像診断と手術. 日本の眼科, **74**：461-464, 2003.
4) Sandra CG, Nirmal AJ, Ngozi O, et al：Nasal loop myopexy as a primary procedure to correct exotropia hypotropia complex in high myopia. Strabismus, **27**：223-229, 2019.
5) 横山　連：強度近視と固定斜視―その発症機序と手術成績. 神経眼科, **28**：287-295, 2011.
Summary　強度近視性内斜視の原因について記載されており, なぜ横山法が固定内斜視に有用かがわかりやすく解説されている.
6) 宮谷崇史, 稗田　牧, 石田　学ほか：強度近視性の内下斜視に対する片眼上外直筋結合術後の斜視残存症例の検討. 日眼会誌, **122**：379-384, 2018.

MB OCULI. No. 105：45－54, 2021

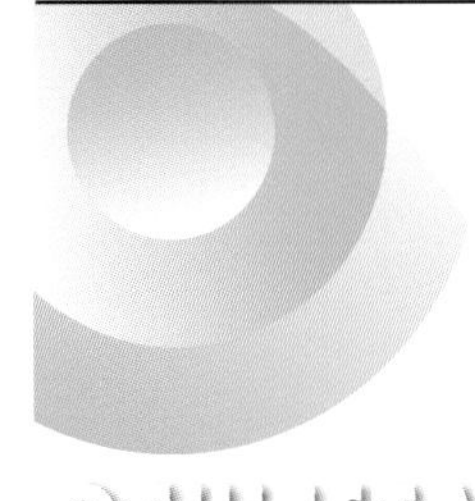

特集／強度近視・病的近視をどう診るか

強度近視眼における緑内障診療

臼井審一*

Key Words： 強度近視(high myopia)，緑内障(glaucoma)，篩状板(lamina cribrosa)，視神経乳頭(optic disc)，乳頭傾斜(tilted disc)，光干渉断層計(optical coherence tomography：OCT)

Abstract：緑内障は進行性の網膜神経節細胞死を特徴とする視神経症であり，強度近視は加齢や高眼圧，人種，家族歴とともに開放隅角緑内障(open-angle glaucoma：OAG)発症の危険因子である．若い世代の近視人口が世界的に増加していることから，エイジングも伴って緑内障患者の有病率は今後さらに上昇することが予想される．近年，近視に伴う解剖学的な構造変化が光干渉断層計(optical coherence tomography：OCT)による詳細な解析で明らかとなり，篩状板と傍視神経乳頭組織の伸展および菲薄化が視神経乳頭の生体力学(バイオメカニクス)に影響を及ぼし，緑内障に対する感受性を高めていることが示唆されている．しかし，強度近視眼は視神経乳頭を含めた後極部の変形や黄斑疾患により緑内障の検出そのものが難しく，治療に難渋するケースも多い．最近はOCTによる測定誤差に対応した機種も市販され，以前より正確な評価が期待できるようになったものの，近視緑内障の診断と治療には，特有の検査所見に注意しながら総合的に評価することが大切で，マルチモーダルなアプローチが求められる．

はじめに

世界の近視人口は増え続け，2050年には世界人口の約半数にあたる50億人に及ぶと推定される[1]．近年は，低年齢からパソコンやタブレット，スマートフォンを使用する機会も増え，幅広い世代でディスプレイと長時間向き合う日常となった．人種間の遺伝的要因のほか，こうした環境の変化が近視人口増加の主要な一因であることは疑いがない．以前は我が国をはじめとするアジア諸国の近視人口が多かったが，近年では欧米でも顕著に増加し，特に若年層で急増している[1)2)]．近視眼で発症する合併症のうち，緑内障は発症頻度が高く，加齢も相まって有病率は今後さらに上昇することが予想される[3)～5)]．近視眼，特に強度近視眼では眼球の拡大に伴う視神経乳頭の構造変化のほか，黄斑疾患等さまざまな眼底変化が混在するため，緑内障の診断や評価が非常に難しく，治療方針も定まっていないのが現状である．本稿では，こうした背景を踏まえ，強度近視を含めた近視眼における緑内障診療のアプローチについて，最近の知見を取り入れて解説する．

* Shinichi USUI，〒565-0871　吹田市山田丘2-2　大阪大学医学部眼科学教室，講師

視神経乳頭の評価

近視眼に発症する緑内障を評価するうえで，視神経乳頭の構造を正しく理解することは重要である．緑内障は，眼圧による機械的なストレスが篩状板および視神経乳頭の周辺組織に影響を及ぼし，篩状板を通過する網膜神経節細胞の軸索が損傷する疾患である．篩状板は弾性線維が混ざったコラーゲン組織からなる薄い層が重なって網目状をなし，形成された小孔を網膜神経節細胞の軸索

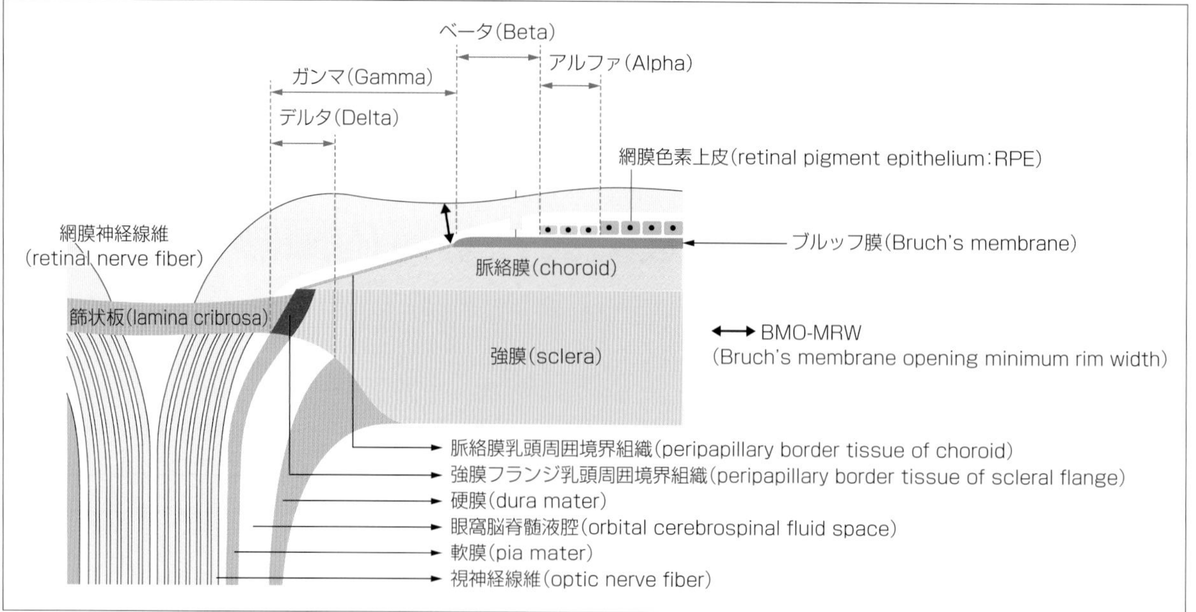

図 1. 強度近視眼の乳頭形態

乳頭周囲は，アルファゾーン(網膜色素上皮あり，ブルッフ膜あり)，ベータゾーン(網膜色素上皮なし，ブルッフ膜あり)，ガンマゾーン(網膜色素上皮なし，ブルッフ膜なし)に分けられる．ガンマゾーン内にある篩状板周囲の強膜フランジと呼ばれる円筒領域をデルタゾーンと呼ぶ．

(文献 49 を参考に改変し作図)

が貫いている．強度近視眼では眼球の拡大に伴う視神経乳頭の構造変化により篩状板が牽引され，菲薄化し変形するため，軸索が損傷されやすいと考えられている．

1．視神経乳頭開口部と乳頭周囲の構造変化

OCT を用いた観察により，視神経乳頭の開口部や周囲の構造を解剖学的に明確に評価できるようになった(図 1)．このうち，視神経乳頭周囲は，アルファゾーン，ベータゾーン，ガンマゾーンの 3 つの領域のほか，ガンマゾーン内にデルタゾーンが区別されている．近視化に伴うさまざまな形態学的変化と特徴について解説する．

1）BMO(Bruch's membrane opening)

ブルッフ膜開口部のことで，解剖学的な視神経乳頭開口部を指す．生下時の視神経乳頭開口部は，内層のブルッフ膜，中層の脈絡膜，外層の強膜がズレることなく一列に整列しているが，小児期～青年期にかけて正視化さらには近視化するに伴い，位置ズレが生じると考えられている．軽度～中等度の近視では，BMO は耳側もしくは耳下側，すなわち後極方向にシフトし，鼻側断端は篩状板の上に覆いかぶさるような形をとることが多く，その形状は，垂直方向，すなわち縦長の楕円形となるが大きさそのものは変わらない．強度近視になると次第に鼻側にも広がって BMO は拡大するが，実際にはさまざまな形態をとることが多く，一律ではない[6)~8)](図 2)．

2）アルファ(α)ゾーン

乳頭周囲の不規則な網膜色素上皮(retinal pigment epithelium：RPE)による色素沈着の濃淡がある領域で，ほぼすべての眼に存在する[9)]．

3）ベータ(β)ゾーン

RPE が欠落しブルッフ膜が存在する領域を指す．緑内障と関連があり，緑内障眼ではベータゾーンが拡大するといわれている．ベータゾーンの形状や微細構造が緑内障と関係することも示唆されており，ベータゾーンの縁が不規則な眼は進行が速いことや，ブルッフ膜が弯曲した形状であれば緑内障が多くなること等が報告されている[10)]．検眼的には，次に述べるガンマゾーンと区別することが難しく，OCT 画像で区別される[11)]．

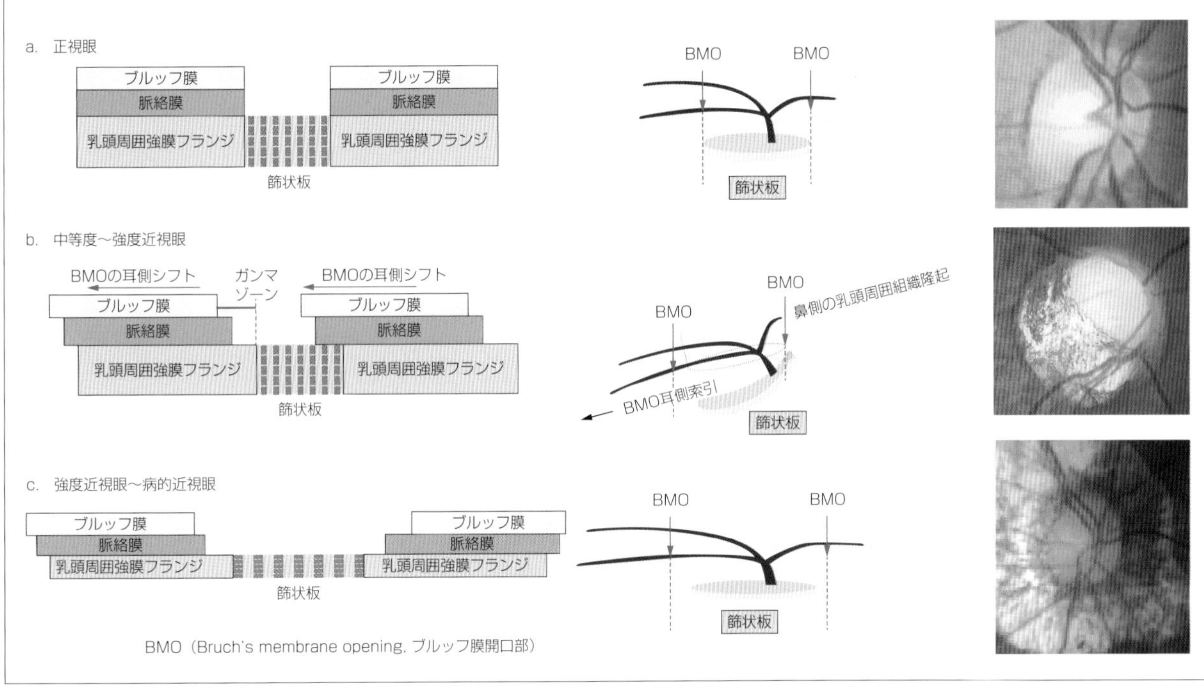

図 2. 近視化に伴う視神経乳頭の構造変化

a：正常眼．特に生下時は，視神経乳頭開口部におけるブルッフ膜，脈絡膜，強膜の断端は一列に整列している．

b：中等度〜強度近視になるに従い，ブルッフ膜開口部(BMO)が耳側に牽引され，鼻側の乳頭周囲組織は隆起する．ブルッフ膜，脈絡膜，強膜は位置ずれを起こし，ブルッフ膜の欠如したガンマゾーンが形成される．乳頭鼻側は，逆にブルッフ膜および脈絡膜が強膜の上に覆いかぶさる形態となる．乳頭の大きさは変わらないが，形状は縦長の楕円形になり，耳下側に回旋することが多い．

c：強度近視眼〜病的近視眼になるに従い，乳頭鼻側はBMOが鼻側方向に移動し，ブルッフ膜開口部は全体に拡大する．これに伴い，篩状板は周囲組織の牽引により薄く変形し，緑内障眼では乳頭が浅く皿状に陥凹する．

（文献 50，51 を参考に改変し作図）

4）ガンマ(γ)ゾーン

検眼的にはベータゾーンに含まれていたが，OCT 画像によりブルッフ膜が欠落している領域として区別された[11]．ガンマゾーンは軸方向の伸展に伴って BMO が移動するときに形成されることから近視化と関係する．組織学的研究では，眼軸長が 26.0〜26.5 mm になると出現しはじめると考えられている．

5）デルタ(δ)ゾーン

ガンマゾーンのなかで乳頭開口部の篩状板に移行する領域で，強膜フランジと網膜神経線維層(retinal nerve fiber layer：RNFL)からなる環状の領域はデルタゾーンと呼ばれる[12]．強膜フランジは篩状板側の強膜フランジ乳頭周囲境界組織から硬膜内側が強膜と交差する位置までを指す．RNFL が内境界膜(inner limiting membrane：ILM)で覆われているかどうかは今のところ不明である．強度近視眼ではデルタゾーンが薄く伸長し篩状板を牽引する原因となるため，大きなデルタゾーンは緑内障性視神経症と関係する可能性がある．また，デルタゾーンが拡大すると篩状板を栄養する Zinn-Haller 動脈輪と篩状板との距離が長くなり，篩状板に関連する血流動態にも影響する可能性がある[13]．BMO が拡大した大きな視神経乳頭とデルタゾーンの拡大は，いずれも緑内障の発症頻度を上昇させる因子になりうると考えられる．

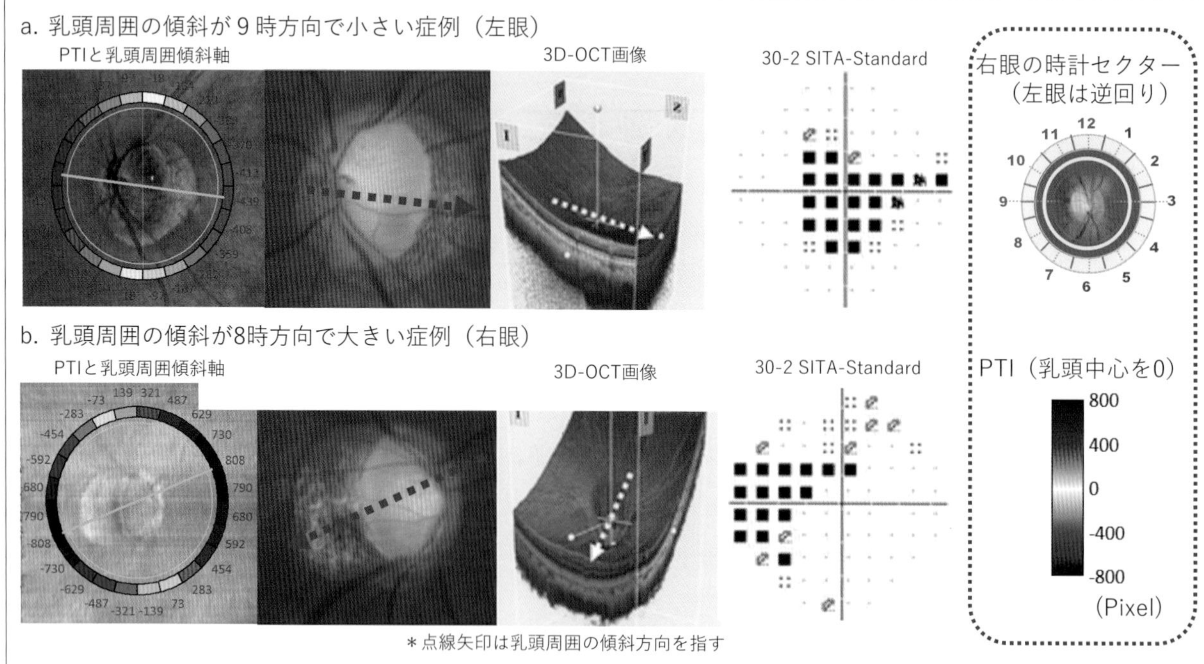

図 3. PTI と強度近視眼

乳頭周囲傾斜インデックス(peripapillary tilt index：PTI)を用いて強度近視緑内障眼の乳頭周囲傾斜の向きと大きさを表した.

a：乳頭周囲の傾斜が9時方向で小さいと，中心視野障害をきたしている．黄斑線維が通過する篩状板の耳側や乳頭縁に負荷がかかりやすい形状と思われる.

b：乳頭周囲の傾斜が8時方向で大きいと，中心視野障害を免れている.

（文献 27 を引用改変）

2．篩状板の変化

先に述べたように，近視化により篩状板を支える周囲の結合組織が構造変化を起こす[14)15)]．一般に，強度近視では BMO の拡大に伴ってガンマゾーンも拡大し，視神経乳頭は大きくなる．そしてガンマゾーンの拡大とともに篩状板を直接支持するデルタゾーンも拡大し，篩状板を牽引する．これにより，篩状板とその支持組織は菲薄化・変形し，生体力学的な支えを失うため，篩状板を通過する軸索は眼内から眼外への急な圧勾配に伴う機械的なひずみにさらされることになる[16)～19)]．すなわち，デルタゾーンの拡大が緑内障と関連することを示唆する．さらに，近視化に伴う視神経乳頭内および乳頭周囲の傾斜やねじれが篩状板のひずみを増加させ，脆弱な部位に篩状板欠損を生じ，軸索を損傷して視野欠損の原因になると考えられる[20)21)]．このように，篩状板欠損は眼圧とは無関係に生じうるが，高眼圧下では一層負担がかかるため，篩状板のさらなるひずみを招き，軸索損傷を悪化させる可能性がある．Sawada らは，篩状板欠損を伴う近視眼において，進行性の視野障害を伴うものはベースライン眼圧が高いことを報告している[22)]．また，篩状板の耳側に生じた欠損は黄斑線維束を障害することから特に注意が必要で，早期中心視野障害の原因となる．以上より，篩状板には眼圧による圧負荷と周辺支持組織の牽引のほか，乳頭および乳頭周囲の傾斜や回旋に伴うねじれによる負荷が重なり，複数のストレスが働いているものと考えられる.

3．乳頭傾斜と乳頭周囲傾斜

近視眼では，眼軸が長くなるにつれ視神経乳頭はしばしば回旋を伴って傾斜する[23)]．乳頭耳側が後極側に牽引され，反対に鼻側は隆起することで耳側への傾斜が生じ，耳下側へ回旋することが多い．乳頭の傾斜を評価する指標として，眼底写真から得られる ovality index のほか，共焦点レーザー走査型検眼鏡やOCTといった画像解析装置で撮影した画像をもとに傾斜の程度が評価され，緑内障との関係についてもさまざまな報告がなされている．ShojiらやChoiらは垂直方向(Y軸方向)の乳頭傾斜が緑内障に関係することを報告した[24)25)]．一方で,Leeらは乳頭が傾斜している近視眼は，むしろ緑内障が進行しにくいことを報告している[26)]．これらは一見矛盾しているようにみえるが，いずれも起こりうる現象と考えられる．筆者らは，乳頭周囲の傾斜に着目し，強度近視の緑内障眼における乳頭周囲傾斜方向とその大きさを乳頭周囲傾斜インデックス(peripapillary tilt index：PTI)という指標で3次元的に評価したところ，乳頭周囲が耳側方向に傾斜し，傾斜が緩やかな症例で中心視野が障害されやすいことを報告した(図3)[27)]．すなわち，長眼軸長の緑内障で乳頭が回旋せず，眼軸が伸びても耳側に傾斜しない症例は，黄斑線維束が損傷され，中心視野障害をきたしやすい形状であることが示唆される．このような症例は，篩状板耳側が牽引されやすく，黄斑線維が通過する領域に篩状板欠損が発症しやすいことや，乳頭耳側にridgeと呼ばれる隆起を形成し，乳頭縁を通過する黄斑線維が損傷されることが考えられる[28)]．注意すべき点として，強度近視が進み，ガンマゾーンおよびデルタゾーンが管状に拡大した病的近視眼の緑内障では，乳頭陥凹が皿状となり，必ずしも当てはまらない可能性がある．

4．乳頭周囲RNFL厚

乳頭周囲のRNFL厚を評価することは，ここに網膜神経節細胞の軸索すべてが集まって通過すること，そして緑内障眼ではびまん性もしくは局所的に神経線維が菲薄化することから，緑内障を診断するうえで極めて重要な手段といえる．主としてOCTを用いた解析で評価されるが，長眼軸眼では注意すべき点がいくつかあり，評価を誤ると非緑内障眼を緑内障眼と誤診しかねない．例えば，近視眼では乳頭のサイズが大きくなり，かつ耳側に乳頭周囲委縮(peripapillary atrophy：PPA)が拡大するため，乳頭中心をどこに設定するかにより，測定誤差を生じる．また，PPAと測定領域が重なった場合は，RNFL厚の計測そのものが困難となる．さらに，近視眼では屈折および眼軸長に依存して倍率効果(magnification effect)と呼ばれる誤差が生じるため補正が必要で，機器によって搭載されているものと，搭載されていないものがあるので注意が必要である[29)]．もう1つ重要な点として，近視眼では後極部の後退に伴って血管アーケードが黄斑部に接近するため，2峰性のRNFLの厚さのピークも黄斑部付近に接近する．Yamashitaらによると，非緑内障の近視眼では上下方向のうち5時および6時方向と12時方向のRNFLが菲薄化して擬陽性となりやすい[30)]．また，乳頭耳側の黄斑線維は逆に厚くなり，偽陰性と判定され，RNFLの欠損を見逃す恐れがあるので注意を要する．実際には近視眼の視神経乳頭は回旋も考慮する必要があり，こうした問題を克服するために，近年は解剖学的なBMOにおけるRNFL厚や乳頭回旋を考慮して測定する方法にとって代わりつつある．

5．乳頭辺縁神経線維層

従来から視神経乳頭縁は眼底写真により位置と形状を判断してきたが，特に近視眼ではBMOとの間にズレがあることから，最近は乳頭リムのパラメータとして，BMOの最小リム幅を測定する視神経乳頭縁緑内障解析(Bruch's membrane opening minimum rim width：BMO-MRW)に基づく評価に変わりつつある[31)32)]．近年では乳頭の回旋を考慮したソフトウェアを搭載した機器も市販され，より正確な解析結果が期待できるようになった．Kimらは，さらに3次元的神経網膜リム(three-dimensional neuroretinal rim：3D-NRR)が近視眼でも正確なRNFL厚を検出できることを報告した[33)]．しかし，病的近視眼はBMOが不明瞭になることもあり誤差が生じることから，これらの方法を用いても正確に測定することは難しいとされる．したがって，病的近視眼における乳頭縁のRNFL厚の評価には限界があり，BMO

ベースのパラメータを強度近視眼に適応することは厳密には不適切なのかもしれない．

黄斑部の評価

OCT による緑内障評価として黄斑部の内層網膜厚解析がある．黄斑部は，近視や年齢による RNFL の菲薄化はみられるものの，乳頭のような形状に伴う影響を受けることが少ない．正常眼では RNFL 厚が上下対称であることから，非対称であることを検出することで，RNFL の脱落を評価することができる．視神経乳頭周囲の評価が難しい近視眼のケースでも，ある程度検出は可能である．注意すべき点は，乳頭周囲 RNFL 厚と同様に，倍率効果に対する補正が必要である．また，近視眼のデータベースに対応しているか否かも確認する必要がある．さらに，病的近視では乳頭の回旋およびぶどう腫が生じ，3 次元的に上下非対称な形態変化を生じることから誤差が生じやすくなる．近年は，RNFL 光学テクスチャ分析(retinal nerve fiber layer optical texture analysis：ROTA)により，通常の OCT による神経節細胞複合体(ganglion cell complex：GCC)等の厚さ評価では見落とされやすい局所的 RNFL の異常を評価することが可能となり，実用化が期待される[34]．

その他，注意すべき評価

1．眼圧の評価

通常測定される眼圧は，眼球の剛性が測定値に影響することから，必ずしも眼内圧を反映するとは限らない．一般に角膜厚が厚いと高く，薄いと低く測定される．例えば，レーシック既往眼や円錐角膜の合併例では角膜が菲薄化しているため，みかけの眼圧が低く測定され，一桁になることも珍しくない[35]．これに角膜および眼球全体の剛性，すなわちヒステリシスの影響や，眼窩内脂肪の影響についても厳密には考慮する必要がある．

2．視神経乳頭周囲微小血管の評価

強度近視眼では篩状板の血液供給の主要な動脈源である Zinn-Haller 動脈輪と視神経乳頭境界までの距離が長くなることから，循環障害を招くことが示唆される．非侵襲的に微細な血管の描出を可能とした OCT angiography(OCTA)を用いた観察では，強度近視眼の乳頭周囲血管密度が低いことが報告されている[36][37]．緑内障眼にも以前より循環説という考え方があり，レーザースペックル法やレーザードップラー法等を用いた解析で，緑内障眼の循環障害が示されている．そして OCTA を用いた評価では，緑内障眼における乳頭周囲深層微小血管の脱落パターンが RNFL の欠損と一致することが報告されている[38)~41]．しかし，これら血管系の変化が緑内障の原因なのか結果なのかについてはさらなる議論の余地がある．

3．視野の評価

強度近視眼では黄斑症をはじめとする非緑内障性の視野障害が混在し，緑内障の評価を難しくしている．残念ながら今なお絶対的な評価法はない．非近視性の緑内障における視野障害のパターンは，ブエルム暗点と鼻側階段が進行とともに融合拡大し，周辺視野が障害され，中心視野障害は後期まで免れることが多い．一方，強度近視眼の緑内障は，初期から乳頭黄斑線維束が障害されることも多く，中心暗点や傍中心暗点をしばしば認める[42]．一般的な静的視野検査 24-2 SITA プログラムでは中心視野欠損の検出能力が低いことから，10-2 プログラムと組み合わせた評価が必要である．また，進行例ではゴールドマン動的視野検査による評価も重要で，ときに緑内障手術に踏み切る際の判断になりうる．そのほか，強度近視眼では，後部ぶどう腫，乳頭周囲の intra-choroidal cavitation(ICC)，視神経小窩(optic pit)，paravasucular inner retinal defect(PIRD)，後天性視神経小窩(acquired pit of the optic nerve：APON)，篩状板欠損(lamina defect)といった所見を画像解析で確認することも視野障害を評価するうえで重要である[43)~46]．

4．乳頭出血の有無および乳頭内血管の屈曲

強度近視眼の緑内障では，検眼的に RNFL の有無や乳頭陥凹の程度がわかりにくくなるが，乳頭

出血は検眼的に評価でき，緑内障の発症および病期進行の危険因子として非常に重要な所見である．また，乳頭内の微小血管の走行に注目し，リムにおける血管の屈曲を観察することで，乳頭縁の形状や皿状となった乳頭陥凹の程度を把握することが可能である．これら検眼的所見とOCTや視野等，他の検査結果を併せて総合的に評価し，手術を含めたさらなる眼圧下降の必要性を判断することが大切である．

近視緑内障の治療

複数の因子により必ずしも眼圧と相関するわけではないが，眼圧下降は進行を抑制する最も効果的な手段であることは明らかである．基本，原発開放隅角緑内障に準じた治療で，緑内障点眼，選択的レーザー線維柱帯形成術，および観血的手術により眼圧を下降させることを目的とするが，早期から黄斑線維が障害される症例も少なくないため，中心視野の評価にも十分注意して治療を選択する必要がある．MIGS(minimally invasive glaucoma surgery)による流出路再建術は大幅な眼圧下降が期待できないものの視力低下を招きにくいため，考慮すべき術式であろう．しかし，高眼圧や進行した症例では濾過手術が必要になる．近視緑内障眼の濾過手術は，駆逐性出血のように重篤な合併症のリスクが高いだけでなく，低眼圧黄斑症や黄斑線維のRNFL厚が減少しやすいことも知られており，術中の眼圧変動のみならず術後管理にもより慎重な治療が求められる[47]．手術の翌日から永続的な視力低下に陥ることもあり，患者にとっては著しく生活の質を落とすことになり一生の問題となってしまう．眼圧が高く，進行の早い症例は，中心視野に余力のあるうちに濾過手術を行うことも重要である．濾過手術を行うと，篩状板の後弯が改善し，厚みが改善し，前方へ移動することから，篩状板および周辺の支持組織の負荷が軽減するものと考えられるが，篩状板の感受性は症例によって異なり，年齢や人種，近視の程度等，複数の要因が影響していると考えらえる[48]．

まとめ

強度近視眼では周辺組織からの牽引により篩状板は菲薄化・変形し，ひずんだ篩状板を通過する神経軸索が損傷することから緑内障発症のリスクも高くなる．同時に視神経乳頭の傾斜や回旋が軸索損傷に影響し，高眼圧による負荷も進行のリスクとなる．脆弱となった篩状板には欠損が生じ，耳側に生じると黄斑線維が障害され，中心視野に影響する．眼圧下降は進行抑制に有効な手段であるが，急な眼圧下降は視力低下を招く恐れがあり，濾過手術の眼圧変動には十分な注意が必要である．

文　献

1) Holden BA, Fricke TR, Wilson DA, et al：Global prevalence of myopia and high myopia and temporal trends from 2000 through 2050. Ophthalmology, **123**：1036-1042, 2016.
2) Williams KM, Bertelsen G, Cumberland P, et al：Increasing prevalence of myopia in Europe and the impact of education. Ophthalmology, **122**：1489-1497, 2015.
3) Suzuki Y, Iwase A, Araie M, et al：Risk factors for open-angle glaucoma in a Japanese population：the Tajimi Study. Ophthalmology, **113**：1613-1617, 2006.
4) Marcus MW, de Vries MM, Montolio FGJ, et al：Myopia as a risk factor for open-angle glaucoma：a systematic review and meta-analysis. Ophthalmology, **118**：1989-1994, 2011.
5) Rudnicka AR, Mt-Isa S, Owen CG, et al：Variations in primary open-angle glaucoma prevalence by age, gender, and race：a Bayesian meta-analysis. Investig Opthalmology Vis Sci, **47**：4254-4261, 2006.
6) Zheng F, Wu Z, Leung CKS：Detection of Bruch's Membrane Opening in Healthy Individuals and Glaucoma Patients with and without High Myopia. Ophthalmology, **125**：1537-1546, 2018.
7) Kim TW, Kim M, Weinreb RN, et al：Optic disc change with incipient myopia of childhood. Oph-

thalmology, **119** : 21-26, 2012.
8) Kim M, Choung HK, Lee KM, et al : Longitudinal changes of optic nerve head and peripapillary structure during childhood myopia progression on OCT : Boramae Myopia Cohort Study Report 1. Ophthalmology, **125** : 1215-1223, 2018.
9) Kim M, Kim TW, Weinreb RN, et al : Differentiation of parapapillary atrophy using spectral-domain optical coherence tomography. Ophthalmology, **120** : 1790-1797, 2013.
10) Hayashi K, Tomidokoro A, Lee KY, et al : Spectral-domain optical coherence tomography of β-zone peripapillary atrophy : influence of myopia and glaucoma. Invest Ophthalmol Vis Sci, **53** : 1499-1505, 2012.
11) Guo Y, Liu LJ, Tang P, et al : Parapapillary gamma zone and progression of myopia in school children : The Beijing Children Eye Study. Invest Ophthalmol Vis Sci, **59** : 1609-1616, 2018.
12) Jonas JB, Jonas SB, Jonas RA, et al : Parapapillary atrophy : histological gamma zone and delta zone. PLoS One, **7** : e47237, 2012.
13) Lee KM, Choung HK, Kim M, et al : Positional change of optic nerve head vasculature during axial elongation as evidence of lamina cribrosa shifting : Boramae Myopia Cohort Study Report 2. Ophthalmology, **125** : 1224-1233, 2018.
14) Ren R, Wang N, Li B, et al : Lamina cribrosa and peripapillary sclera histomorphometry in normal and advanced glaucomatous Chinese eyes with various axial length. Invest Ophthalmol Vis Sci, **50** : 2175-2184, 2009.
15) Tan NY, Koh V, Girard MJ, et al : Imaging of the lamina cribrosa and its role in glaucoma : a review. Clin. Exp Ophthalmol, **46** : 177-188, 2018.
16) Jonas JB, Berenshtein E, Holbach L : Lamina cribrosa thickness and spatial relationships between intraocular space and cerebrospinal fluid space in highly myopic eyes. Invest Ophthalmol Vis Sci, **45** : 2660-2665, 2004.
17) Morgan WH, Yu DY, Balaratnasingam C : The role of cerebrospinal fluid pressure in glaucoma pathophysiology : the dark side of the optic disc. J Glaucoma, **17** : 408-413, 2008.
18) Ren R, Jonas JB, Tian G, et al : Cerebrospinal fluid pressure in glaucoma. A prospective study. Ophthalmology, **117** : 259-266, 2010.
19) Jonas JB, Berenshtein E, Holbach L : Anatomic relationship between lamina cribrosa, intraocular space, and cerebrospinal fluid space. Invest Ophthalmol Vis Sci, **44** : 5189-5195, 2003.
20) Kimura Y, Akagi T, Hangai M, et al : Lamina cribrosa defects and optic disc morphology in primary open angle glaucoma with high myopia. PLoS ONE, **9** : e115313, 2014.
21) Sawada Y, Araie M, Ishikawa M, et al : Multiple temporal lamina Cribrosa defects in myopic eyes with glaucoma and their association with visual field defects. Ophthalmology, **124** : 1600-1611, 2017.
Summary 近視緑内障眼における篩状板耳側周辺部の欠損は乳頭傾斜角が影響し，傍中心暗点と関連がある.
22) Sawada Y, Araie M, Kasuga H, et al : Focal lamina Cribrosa defect in myopic eyes with non-progressive glaucomatous visual field defect. Am J Ophthalmol, **190** : 34-49, 2018.
23) Kim YC, Jung Y, Park HYL, et al : The location of the deepest point of the eyeball determines the optic disc configuration. Sci Rep, **7** : 1-13, 2017.
24) Shoji T, Kuroda H, Suzuki M, et al : Correlation between lamina cribrosa tilt angles, myopia and glaucoma using OCT with a wide bandwidth femtosecond mode-locked laser. PLoS One, **9** : e116305, 2014.
25) Choi JA, Park HY, Shin HY, et al : Optic disc tilt direction determines the location of initial glaucomatous damage. Invest Ophthalmol Vis Sci, **55** : 4991-4998, 2014.
26) Lee JE, Sung KR, Lee JY, et al : Implications of optic disc tilt in the progression of primary open-angle glaucoma. Invest Ophthalmol Vis Sci, **56** : 6925-6931, 2015.
27) Usui S, Ikuno Y, Asai T, et al : Effect of peripapillary tilt direction and magnitude on central visual field defects in primary open-angle glaucoma with high myopia. Jpn J Ophthalmol, **64** : 414-422, 2020.
Summary 強度近視緑内障眼では，乳頭周囲の傾斜が耳側方向で小さいと中心視野障害をきたしやすく，耳下側方向で大きいときたしにくい傾向がある.

28) Akagi T, Hangai M, Kimura Y, et al : Peripapillary scleral deformation and retinal nerve fber damage in high myopia assessed with swept-source optical coherence tomography. Am J Ophthalmol, **155** : 927-936, 2013.
29) Littmann H : Determination of the real size of an object on the fundus of the living eye [in German] . Klin Monbl Augenheilkd, **180** : 286-289, 1982.
30) Yamashita T, Kii Y, Tanaka M, et al : Relationship between Supernormal sectors of retinal nerve fibre layer and axial length in normal eyes. Acta Ophthalmol, **92** : e481-e487, 2014.
31) Chauhan BC, O'Leary N, AlMobarak FA, et al : Enhanced detection of open-angle glaucoma with an anatomically accurate optical coherence Tomography-Derived neuroretinal rim parameter. Ophthalmology, **120** : 535-543, 2013.
32) Malik R, Belliveau AC, Sharpe GP, et al : Diagnostic accuracy of optical coherence tomography and scanning laser tomography for identifying glaucoma in myopic eyes. Ophthalmology, **123** : 1181-1189, 2016.
33) Kim YW, Park KH : Diagnostic Accuracy of Three-Dimensional Neuroretinal Rim Thickness for Differentiation of Myopic Glaucoma From Myopia. Invest Ophthalmol Vis Sci, **59** : 3655-3666, 2018.
34) Leung CKS : Retinal nerve fiber layer (RNFL) optical texture analysis (ROTA) for evaluation of RNFL abnormalities in glaucoma. Invest Ophthalmol Vis Sci, **59** : 3497, 2018.
35) Pepose JS, Feigenbaum SK, Qazi MA, et al : Changes in corneal biomechanics and intraocular pressure following LASIK using static, dynamic, and noncontact tonometry. Am J Ophthalmol, **143** : 39-47, 2007.
36) Jonas JB, Holbach L, Panda-Jonas S : Peripapillary arterial circle of Zinn-Haller : location and spatial relationships with myopia. PLoS One, **8** : e78867, 2013.
37) Sung MS, Lee TH, Heo H, et al : Association between optic nerve head deformation and retinal microvasculature in high myopia. Am J Ophthalmol, **188** : 81-90, 2018.
38) Suwan Y, Fard MA, Geyman LS, et al : Association of myopia with peripapillary perfused capillary density in patients with glaucoma an optical coherence tomography angiography study. JAMA Ophthalmol, **136** : 507-513, 2018.
39) Liu L, Jia Y, Takusagawa HL, et al : Optical coherence tomography angiography of the peripapillary retina in glaucoma. JAMA Ophthalmol, **133** : 1045-1052, 2015.
40) Akagi T, Iida Y, Nakanishi H, et al : Microvascular density in glaucomatous eyes with hemifield visual field defects : an optical coherence tomography angiography study. Am J Ophthalmol, **168** : 237-249, 2016.
41) Lee EJ, Lee SH, Kim JA, et al : Parapapillary Deep-Layer microvasculature dropout in glaucoma : topographic association with glaucomatous damage. Invest Ophthalmol Vis Sci, **58** : 3004-3010, 2017.
42) Kimura Y, Hangai M, Morooka S, et al : Retinal nerve fiber layer defects in highly myopic eyes with early glaucoma. Invest Ophthalmol Vis Sci, **53** : 6472-6478, 2012.
43) Moriyama M, Ohno-Matsui K, Hayashi K, et al : Topographic analyses of shape of eyes with pathologic myopia by high-resolution three-dimensional magnetic resonance imaging. Ophthalmology, **118** : 1626-1637, 2011.
44) Ohno-Matsui K, Akiba M, Modegi T, et al : Association between shape of sclera and myopic retinochoroidal lesions in patients with pathologic myopia. Invest Ophthalmol Vis Sci, **53** : 6046-6061, 2012.
45) Ohno-Matsui K, Akiba M, Moriyama M, et al : Acquired optic nerve and peripapillary pits in pathologic myopia. Ophthalmology, **119** : 1685-1692, 2012.
46) Han JC, Cho SH, Sohn DY, et al : The characteristics of lamina cribrosa defects in myopic eyes with and without open-angle glaucoma. Invest Ophthalmol Vis Sci, **57** : 486-494, 2016.
47) Park HY, Yi R, Jung Y, et al : Effect of glaucoma surgery on the progression rate and pattern in glaucoma patients with myopia. Invest Ophthalmol Vis Sci, **57** : 4170-4179, 2016.
Summary 近視緑内障に対する濾過手術は中心視野障害をきたしやすいので注意が必要である.
48) Lee EJ, Kim TW, Weinreb RN : Reversal of lamina cribrosa displacement and thickness

after trabeculectomy in glaucoma. Ophthalmology, **119** : 1359–1366, 2012.

49) Wang YX, Panda-Jonas S, Jonas JB : Optic nerve head anatomy in myopia and glaucoma, including parapapillary zones alpha, beta, gamma and delta : Histology and clinical features. Prog Retin Eye Res, **83** : 100933, 2021.

50) Jonas JB, Wang YX, Dong L, et al : High Myopia and Glaucoma-Like Optic Neuropathy. Asia Pac J Ophthalmol (Phila), **9** : 234–238, 2020.

51) Kim YW, Choi JJ, Michael J, et al : Longitudinal Observation of Border Tissue Configuration During Axial Elongation in Childhood. Invest Ophthalmol Vis Sci, **62** : 10, 2021.

MB OCULI. No. 105：55－58, 2021

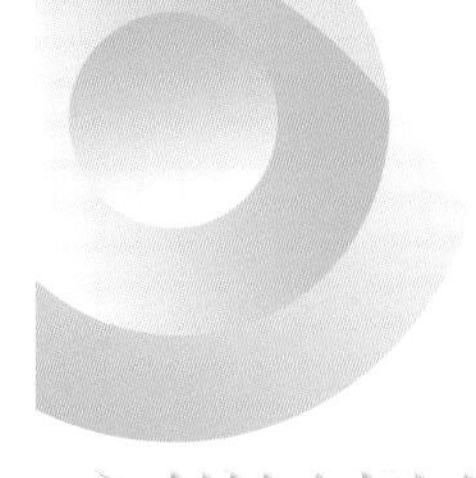

特集／強度近視・病的近視をどう診るか

強度近視眼の白内障手術

OCULISTA

根岸一乃*

Key Words： 強度近視(high myopia)，白内障手術(cataract surgery)，眼内レンズ度数計算(intraocular lens power calculation)，合併症(complication)

Abstract：強度近視眼における白内障手術において，術前検査である光学式眼軸長測定の眼軸長算出法(使用屈折率)によって計測値および眼内レンズ度数計算の精度に影響がでる可能性がある．また，汎用されている眼内レンズ度数計算式ではBarrett Universal Ⅱ式が計算誤差が小さい．さらに近年発表されたKane formulaも有望である．視力予後については，年齢が若い，男性，眼軸長がより短いこと，dome shaped maculaが存在するほうが良好であるとの報告がある．また，術後合併症については，低度数の眼内レンズを使用する症例では，後発白内障に対するYAGレーザー後嚢切開の施行率がより高くなること，長眼軸長眼においてトーリック眼内レンズを使用する場合，術後早期に大きな回旋を起こす可能性があることが報告されており，留意すべきである．

はじめに

近年，世界的に近視人口が増加している．久山町スタディによると，50代，60代においては2005年と比較して2017年には眼軸長が26.5 mm以上の長眼軸長眼の割合が有意に増加している[1)]．白内障が加齢によりほぼすべての人で発症することを考えると，強度近視眼における白内障手術の治療成績の向上は重要な課題の1つといえる．

本稿では，強度近視眼における白内障手術について，眼軸長測定，眼内レンズ度数計算，予後の3項目について概説する．

術前検査

白内障術前検査においては，光学式眼軸長測定装置による計測が主流で，最新機種ではswept-source optical coherence tomography(SS-OCT)のデータをもとに計測値を算出するものが販売されている．代表的なものとしては，IOLMaster® 700(カールツアイスメディテック)やARGOS®(アルコン)が挙げられる．ARGOS®では，部位別屈折率を使用しているのに対し，IOLMaster® 700は計算の際に，眼球全体の等価屈折率を使用する．具体的な計算法の違いは図1の通り，部位別屈折率を用いる場合は部位ごとの光路長と屈折率から部位別の長さを計算し，それを合計して眼軸長とするが，等価屈折率を用いる場合は，全光路長を等価屈折率で割ったものが眼軸長とされる．強度近視眼のような長眼軸長眼の場合，等価屈折率を用いる場合は，水晶体の占める割合が低く見積もられるため，等価屈折率が実際よりも小さく計算され，そのために眼軸長が長めに計算される．したがって，部位別屈折率を用いるほうが真の値に近いことが推察される．

我々は，以前これらの2機種の計測値を比較検討した[2)]．図2に計測値のブランド-アルトマン解

* Kazuno NEGISHI，〒160-8582 東京都新宿区信濃町35 慶應義塾大学医学部眼科学教室，教授

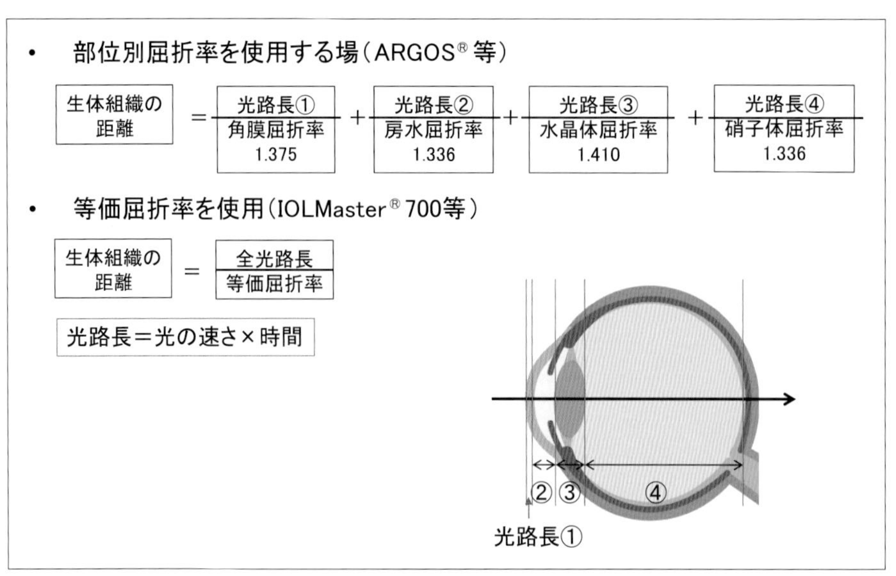

図 1. 使用屈折率と眼軸長算出方法

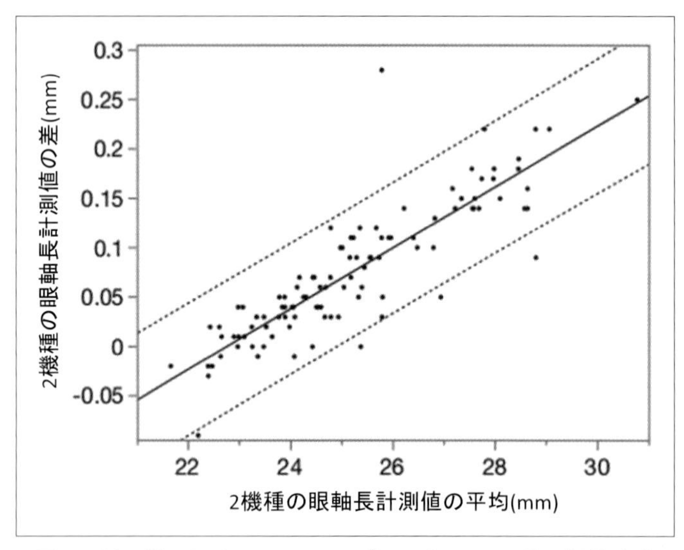

図 2. 同一眼における IOLMaster® 700 と ARGOS® の眼軸長計測値の比較(ブランド-アルトマン解析)(n＝106)
比例誤差がみられ，長眼軸ほど IOLMaster® の計測値が大きく算出されていることがわかる．
(文献 2 より一部和訳)

析の結果を示す．眼軸長が長くなるほど IOLMaster® 700 の計測値のほうが長く計測されており，これは眼軸長の算出方法の差によるためと推察される．さらに，眼軸長 26 mm 以上の長眼軸長眼において，計測値の差が IOL 計算誤差に影響するかどうかを検討したところ，Barrett Universal Ⅱ，Haigis，Hoffer Q，SRK/T のいずれの計算式においても，ARGOS® の計測値を用いたほうが，IOL 度数計算誤差が少なかった(図 3)．こういった機種による差は今後改良が期待される．

眼内レンズ度数計算精度

眼球の計測値と屈折の関係について，眼軸長と角膜曲率半径の比(以下，AL/CR)は屈折との相関が高いことが知られている[3)4)]．白内障患者 1,135 眼を対象として，眼軸長および AL/CR 比によっ

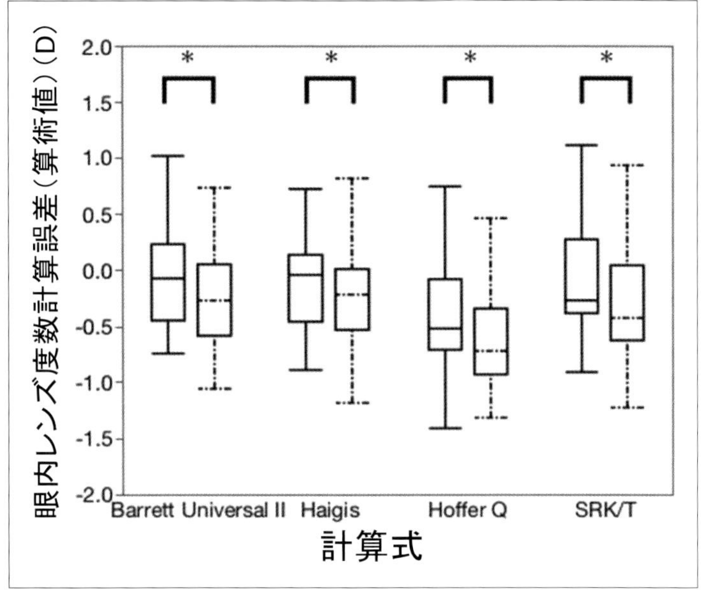

図 3. 眼内レンズ度数計算誤差(算術値)
ARGOS® の計測値を用いたほうが，IOL 度数計算誤差が少なかった.

(文献 2 より一部和訳)

て 9 つのグループ分けを行い，眼内レンズ度数計算精度について検討した自験例の結果を紹介する[5]．9 つのグループのうち，AL/CR 比が高い群が強度近視に相当し，その割合は全体の 10.0% で，IOL 度数計算精度を SRK/T，Hollady，Hoffer Q，Haigis，Barrett Universal Ⅱの 5 式で比較したところ，Barrett Universal Ⅱが最も精度が高かった.

また，近年発表された KANE formula(理論式と薄肉レンズ式にビックデータによる解析を加え作成した計算式で，詳細は非公開)の強度近視眼における IOL 度数計算精度について，別の自験例 83 眼を用いて Barrett Universal Ⅱ，Haigis，SRK/T 術後屈折誤差を後方視的に比較したところ，KANE formula の誤差の中央値は 0.25 D で，Barrett Universal Ⅱ，Haigis，SRK/T それぞれと比較して有意に小さく，±0.5 D 以内の割合も KANE formula が最も高いという有望な結果を得た．最終的には多数例による検討が必要であるが，KANE formula はインターネット上で無料で使用することができ(https://www.iolformula.com/ 2021 年 7 月 24 日現在アクセス可能)，一つの方法として知っておく価値はあると思われる.

予 後

強度近視眼の白内障手術の視力予後について検討した文献を以下に紹介する.

Zhu らは，dome shaped macula(OCT の水平または垂直断において内方への突出 >50 μm)が強度近視眼の白内障眼 600 例中 13.8% に合併し，強度近視眼の白内障手術の視力予後について，年齢が若い，男性，眼軸がより短いことのほかに dome shaped macula が存在するほうが視力予後が良いと報告している[6]．その理由として，dome shaped macula が存在すると，存在しない場合と比較して，中心窩の網膜分離等，視力予後にかかわる合併症が少なくなるためと考察している.

白内障術後合併症として頻度の高い後発白内障に対する YAG レーザー後嚢切開術の頻度について，Lindohlm らは疎水製アクリル単焦点眼内レンズを挿入した 15,375 眼について後方視的に検討し，5〜16.5 D の低度数 IOL を入れた場合，YAG レーザー施行の術後 5 年の累積確率は 27.4% で，中度数や高度数 IOL を入れた場合よりも高かったこと，また多変量コックス回帰分析の結果でも中度数に比べて低度数 IOL は YAG レーザー施行のリスクを増加させることを報告している[7]．すなわち，低度数IOLを使用する強度近視の白内障術後にはYAGレーザーの施行率が高くなると考えられる．

Miyakeらは，トーリック眼内レンズを挿入した378眼のうち術後20°以上の大きな軸回旋を起こした6眼で，これらはすべて眼軸長が25 mm以上で，回旋は術後10日以内に起こったと報告している[8]．このことから，長眼軸長眼においてトーリック眼内レンズを使用する場合，術後早期に大きな回旋を起こす可能性について留意すべきであろう．

文　献

1）Ueda E, Yasuda M, Fujiwara K, et al：Trends in the Prevalence of Myopia and Myopic Maculopathy in a Japanese Population：The Hisayama Study. Invest Opthalmol Vis Sci, **60**(8)：2781, 2019.

Summary　福岡市に隣接した糟屋郡久山町（人口約8,400人）の地域住民を対象とした健診に基づく前向きコホート研究で，我が国の視覚障害および失明の主な原因となっている眼科疾患（加齢黄斑変性，糖尿病網膜症，近視，網膜静脈閉塞症等）の有病率を明らかにするとともに，その発症にかかわる危険因子，防御因子を包括的な健診成績を用いて検討している一連の研究．

2）Omoto MK, Torii H, Masui S, et al：Ocular biometry and refractive outcomes using two swept-source optical coherence tomography-based biometers with segmental or equivalent refractive indices. Sci Rep, **9**(1)：6557, 2019.

3）He X, Zou H, Lu L, et al：Axial Length/Corneal Radius Ratio：Association with Refractive State and Role on Myopia Detection Combined with Visual Acuity in Chinese Schoolchildren. PLoS One, **10**(2)：e0111766, 2015.

4）Ip JM, Huynh SC, Kifley A, et al：Variation of the Contribution from Axial Length and Other Oculometric Parameters to Refraction by Age and Ethnicity. Invest Opthalmol Vis Sci, **48**(10)：4846, 2007.

5）Omoto MK, Torii H, Hayashi K, et al：Ratio of Axial Length to Corneal Radius in Japanese Patients and Accuracy of Intraocular Lens Power Calculation Based on Biometric Data. Am J Ophthalmol, **218**：320-329, 2020.

6）Zhu X, He W, Zhang S, et al：Dome-shaped macula：a potential protective factor for visual acuity after cataract surgery in patients with high myopia. Br J Ophthalmol, **103**(11)：1566-1570, 2019.

7）Lindholm JM, Laine I, Tuuminen R：Intraocular Lens Power, Myopia, and the Risk of Nd：YAG Capsulotomy after 15,375 Cataract Surgeries. J Clin Med, **9**(10)：3071, 2020.

8）Miyake T, Kamiya K, Amano R, et al：Long-term clinical outcomes of toric intraocular lens implantation in cataract cases with preexisting astigmatism. J Cataract Refract Surg, **40**(10)：1654-1660, 2014.

MB OCULI. No. 105：59－66, 2021

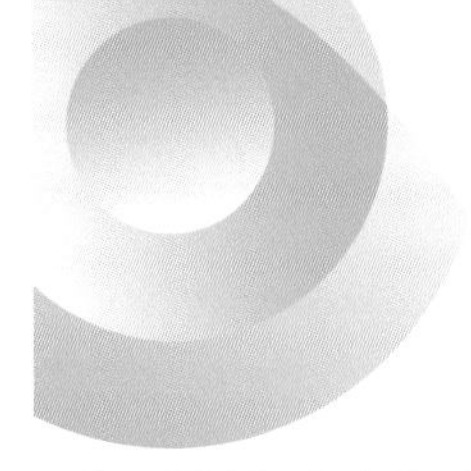

特集／強度近視・病的近視をどう診るか

強度近視患者とロービジョンケア

世古裕子*

Key Words： 視覚障害(visual impairment)，ロービジョンケア(low vision care)，変性近視(pathological myopia)，中心視野障害(central visual field deficits)，視覚補助具(visual aids)

Abstract：ロービジョンケアとは，視覚に障害があるため生活に何らかの支障をきたしている人に対する医療的，教育的，職業的，社会的，福祉的，心理的等すべての支援の総称である[1]．矯正視力と視野による視覚障害認定基準に該当しなくても，ロービジョンケアの対象となる強度近視者は少なくない．強度近視の合併症は，治療法も進歩してきているが，加齢とともに進行することが多い．ロービジョン強度近視者は見えにくさと羞明の訴えが多いため，早めにルーペ等で近方視を改善し，遮光眼鏡を試してみると良い．丁寧な困りごとの傾聴，保有視機能の評価，視覚障害関連の等級(手帳と年金)の判定と申請書類の作成，眼鏡処方，光学的視覚補助具，遮光眼鏡やタブレット／アプリケーションの紹介，白杖を用いる歩行訓練や障害福祉サービスの紹介等，ニーズに応じてできることから始める．専門施設との連携にはスマートサイトが有効である．

はじめに

強度近視を伴うロービジョン者は，読み書き困難や羞明等の困りごとがあり，ニーズに応じたロービジョンケアが必要となる．ロービジョンとは，視覚に障害があるため生活に何らかの支障をきたしている状態を指し，ロービジョンケアとは，そのような人に対する医療的，教育的，職業的，社会的，福祉的，心理的等すべての支援の総称である(日本ロービジョン学会HPより[1])．一方，視覚障害は，矯正視力(以下，視力)と視野によって，身体障害者手帳の等級の認定基準で明確に定義されている．視覚障害認定基準にあてはまらなくてもロービジョンにあてはまる強度近視者はロービジョンケアの対象となる．

* Yuko SEKO，〒359-8555　所沢市並木4-1　国立障害者リハビリテーションセンター研究所，感覚機能系障害研究部長／病院第二診療部併任

本稿では，強度近視患者へのロービジョンケアの実際について概説する．ロービジョンケアについては成書[2]やクイック・ロービジョンケアハンドブック(日本眼科医会)等もご参照いただきたい．

強度近視とロービジョン

強度近視では，黄斑部新生血管を含む近視性黄斑症，緑内障あるいは近視関連緑内障様視神経症，網膜剝離等を併発すると視機能が低下し，失明に至ることもある．網膜脈絡膜病変によって視機能低下を伴う近視は，変性(病的)近視と呼ばれる(定義は他稿参照)．

強度近視では，加齢とともに眼軸の過度な伸長に加えて後部ぶどう腫が形成される．近視性黄斑症や緑内障性視野障害には，後部ぶどう腫の形成が強く関連することが報告されている[3]．しかし眼軸の伸長あるいは後部ぶどう腫形成のメカニズムは解明されておらず，近視の根本的な予防法や

治療法は未だ確立されていない．近視性黄斑症や緑内障等，個々の合併症に対する治療法は進歩してきているが，治療を尽くしても視覚障害あるいはロービジョンという結果に至る例もある．視覚障害者のなかで強度近視者は稀ではない[4)5)]．

ロービジョン強度近視者の特徴

1．視機能低下の原因となる病態が多様である

ロービジョンの強度近視者にはさまざまな病態が含まれる．国立障害者リハビリテーション病院ロービジョンクリニック（以下，国リハ）に受診した20歳以上の強度近視者173名（屈折度＜－6.0 D，または，眼軸長≧26.5 mm，または前医で強度近視と診断）の合併症で最も多かったのは近視性黄斑症（42％）で，次に網膜ジストロフィ（27％），続いて緑内障（21％）であった[6)]．網膜剝離（手術後が大多数）は12％にみられた．眼圧下降薬等，何らかの緑内障治療薬を点眼中あるいは緑内障手術歴がある例を緑内障と分類し，網膜の特有な色調と網膜電図の特徴あるいは紹介医による診断で網膜ジストロフィと分類した．しかし緑内障と黄斑症両方にオーバーラップしている等，分類が難しい例もあり，視覚障害の原因となった病態を特定するためには，長期にわたる経過観察が必要と思われた．しかし，おおまかにでも病態の分類を行うと，それぞれの病態の特徴によって，たとえば，近視性黄斑症あるいは緑内障では拡大読書器，網膜ジストロフィでは遮光眼鏡の処方が多い等の違いがある[6)]．

2．見えにくさと羞明の訴えが中心である

ロービジョンクリニックを訪れる際の訴えは，視力低下と中心視野障害による“見えにくさ”が中心であるが，羞明の訴えも多い．国リハでの調査では，近視性黄斑症あるいは緑内障の患者の37％が，遮光眼鏡をすでに保有しているか，買い替えあるいは新規購入のための選定を行った[6)]．一方，視機能低下の原因となる病態が多様であるため，症状も多様である．近視性黄斑症では中心視野障害，網膜色素変性を伴う例では求心性視野狭窄となり，視神経障害が中心である例では不規則な視野障害を呈することが多い．

3．白内障手術の既往がある患者が多い

国リハでの調査では，20歳以上の受診者（173名）のうち62％に白内障手術の既往があり（経過中に進行し手術となった例を含む），無水晶体眼も少なからずみられた[6)]．初診時に眼内レンズ挿入眼の場合，屈折度としては強度近視に当てはまらないが，もともと強度近視であった患者では合併症に応じたケアが必要となる．

強度近視眼の白内障手術では，①術後屈折値の設定と，②予想屈折値誤差（術後屈折値－予想屈折値）には注意を要する．①術後屈折値の設定に関しては，もともと新聞や書物を裸眼で近づけて見ることに慣れているため，近視寄りを狙うのが良いとの報告が多い．通常，術後の近方視を重視する場合には－3.00 Dを狙うが，変性（病的）近視で視力予後が不良であることが予測される場合には，術前の屈折度と同程度の近視寄りを狙うのがロービジョンケアという観点では良い．眼内レンズ挿入による正視眼が，後に眼底病変が進みロービジョンとなった場合には，不満足度が高く補助具が必要になることが多い[7)]ということは伝えるべきと考える．術前の最大視認力を把握し，十分なインフォームド・コンセントのもと，思い切って術前の屈折度と同程度の近視，すなわち－8.00 D未満の近視寄りを狙うこともある[8)]．しかし，比較的若年で核白内障が進行する例では，視力の長期的な予後の見極めはさらに難しく，変性（病的）近視患者にとって長期にわたり高い満足度が得られる術後屈折値の設定基準が必要と思われる．②予想屈折値誤差（術後屈折値－予想屈折値）に関しては，眼軸長測定での誤差と計算式に基づく予測値の誤差がある．計算式では，SRK II式ではなく，第3世代の計算式や第4世代の計算式が適しているとされ，人工知能（AI）を使い誤差を小さくする試みも報告されている[9)]．

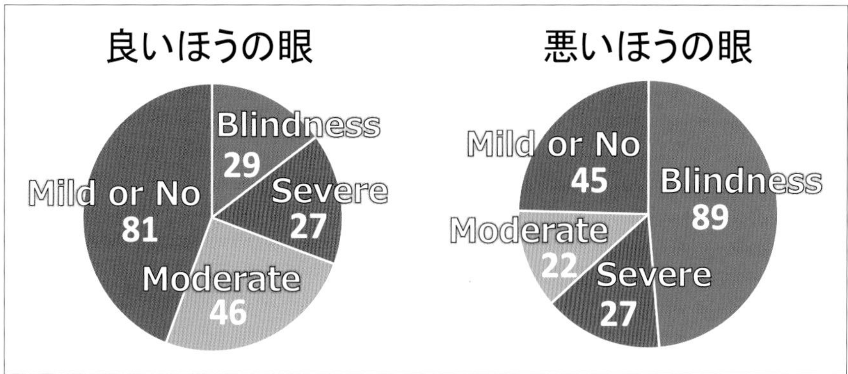

図 1. 国立障害者リハビリテーションセンター病院ロービジョンクリニックにおける強度近視者の視力分布．

良いほうの眼の矯正視力と悪いほうの眼の矯正視力それぞれについて，WHO/ICD-10 category(Blindness(＜0.05)，Severe visual impairment(0.05≦　＜0.1)，Moderate visual impairment(0.1≦　＜0.3)，Mild or No visual impairment(0.3≦)に従って分類した．図では，それぞれを"Blindness"，"Severe"，"Moderate"，"Mild or No"と表示している．矯正視力に左右差がみられる例が多く，ロービジョン強度近視者を合併症により分類(近視性黄斑症，網膜ジストロフィ，緑内障，その他)すると，視力の左右差が大きいケースの多くが近視性黄斑症あるいは緑内障であった．近視性黄斑症あるいは緑内障の患者の悪いほうの眼の視力平均は，網膜ジストロフィの患者の悪いほうの眼の視力平均と比較して明らかに不良であったが(p＝0.0021)，良いほうの眼の視力では有意差はなかった．

（文献 6 より）

4．合併症の進行に伴い，片眼性から両眼性へ移行していく

近視性黄斑症や緑内障を合併する強度近視者では，進行程度に左右差がみられることが多い[6](図1)．片眼の視機能が著しく不良の患者では，数年の経過で視機能低下が両眼性に至り，"視覚障害"となった時点でさまざまな生活上の支障が生じることはよく経験する．近視性脈絡膜新生血管からの出血が起こると急激に視力が低下するが，ほぼ全例が 10 年以内に視力(0.1)以下[10]となり，片眼に発症すると 8 年経過にて約 3 割の症例が両眼性となると報告されている[11]．

片眼失明した緑内障患者では，良いほうの眼の視力が同程度のコントロールと比較して抑うつ傾向が有意に強いことが報告されている[12]．視覚障害の等級基準では，良いほうの眼の視力で評価されるため，悪いほうの視力が著しく低い場合，ハイリスクとしては評価されても心理的サポートまで至らないことが多い．強度近視者は良いほうの眼の視力が比較的良好でも，悪いほうの眼の視機能が著しく低い場合には，手帳を保有していない，あるいは手帳の等級が高くても(障害程度が軽くても)，両眼性となった時点で生活上の支障が生じることを想定するとともに，心理的なサポートも必要であることが示されている．

5．加齢に伴いロービジョンケアのニーズは高まり，合併症の進行によってニーズの種類は変化する

強度近視の主要な合併症である黄斑変性は加齢に伴い急激に増加すると報告されており[13)14]，主要な合併症が加齢とともに進行することは強度近視の重要な特徴である．ロービジョンクリニックに受診する強度近視者も，70 歳代までは加齢とともに増加し，全体として高齢患者が多いという特徴があり，強度近視性の黄斑症あるいは緑内障の患者の初診時年齢は 68.9±11.1(33〜89)歳であった[6]．

ロービジョンクリニックにおける訓練対応の経過中でも，数年の間に視力低下や視野狭窄が進行し，視覚障害の等級が上がり，訓練内容が変化することもよくみられる．読み書き困難に対応して拡大読書器の選定を行った患者に対して，その後の進行

によって白杖訓練も行ったというケース等である.

強度近視の増加と急速な高齢化を考慮すると，高齢視覚障害者のさらなる増加も懸念され，将来の困りごとを見越した早めの対応，すなわち，“困りごと”を傾聴し“やりたいこと”を支援するロービジョンケアを，適切な時期に始めることが大切であることを覚えておきたい.

6．通常の眼科診療(合併症に対する治療)とロービジョンケアは車の両輪

緑内障の強度近視者では，緑内障の経過観察中にロービジョンケア目的で紹介受診となるケースも多く，緑内障に対する治療は継続していただく．またロービジョンケアを開始してから，近視性脈絡膜新生血管に対する抗 VEGF 抗体の硝子体注射や，中心窩分離症や黄斑円孔網膜剝離に対する手術等が必要となり，国リハから専門施設へ紹介し加療をお願いすることも多い．また，高齢の患者が多いため，ロービジョンケアを開始する時点ですでに眼内レンズが挿入されている例が多く，後発切開術によって“見えにくい”症状が改善することもある.

ロービジョンケアの実際

ニーズと保有視機能に基づく患者ごとのロービジョンケア計画を作成し，計画を適宜見直しながら進める．計画段階から眼科スタッフが連携し，専門施設との連携も視野に入れつつ，できることから始める.

1．ニーズの把握

すべてのロービジョンケアは，困りごとの聞き取り，傾聴から始まる．近視性黄斑症や緑内障の患者では，読み書きがしづらいとの訴えが多いので，テレビ，新聞，雑誌，あるいは通帳や値札，電車の運賃表等，特に何を読みたいのかを聞き取る．また羞明の訴えも多いので，眩しくて困るのが屋外なのか屋内なのか等，困る場面も聞き取る.

2．保有視機能の評価

通常の視力検査と視野検査に加え，下記評価法も適宜行う.

1）最小可読指標

強度近視者は，新聞や書物を読むとき，近づけて見ることによって網膜像を拡大する効果を得られるため，裸眼で近づけて見ることが多い．近見視力測定は通常，30 cm の距離で行うが，強度近視者の場合には距離を自由に設定してもらい，近見試視力表がどの距離でどのくらい小さい視標まで識別できるか(最小可読視標)を確認する．近見視力視標 0.5(視距離 12 cm)のように記載する.

2）読書速度・臨界文字サイズ

ロービジョンに特有の評価法，MNREAD-J を用いると，最大読書速度・臨界文字サイズを求めることができる．MNREAD はミネソタ大学で開発された読書チャートであるが[2]，日本語版として MNREAD-J が小田によって開発され，iPad アプリもリリースされている[15]．得られる値は，読書用補助具の選定時に参考となる.

3）偏心視域

黄斑部萎縮が両眼にある場合等，中心視力が低下している場合には，偏心視域(preferred retinal locus：PRL)を使った偏心視によって中心視力を補って見ることができる場合がある．アムスラーチャート，ハンフリー視野計やゴールドマン視野計等を用いて，中心視野の状態・PRL の位置を把握する．PRL の位置を正確に知るためには眼底直視下微小視野計であるマイクロペリメーター(MP-1™)や Macular Integrity Assessment (MAIA™)等を用いる.

3．視覚障害にかかわる申請書類の作成

矯正視力と視野によって，身体障害者手帳の等級，障害年金の等級の基準にあてはまるかどうかを判断し，あてはまる場合には申請書を作成する．国リハロービジョンクリニックでは，強度近視者の 86％が手帳の基準に該当しており，そのうち約 60％が 1～2 級の視覚障害に該当していた[6]．身体障害者手帳や障害年金の取得は患者にとって重要であるが，等級の判定は眼科医の日常診療のなかでは煩わしさを感じることもあるかと思われる．視覚障害等級計算機[16]は大変便利であるため

紹介したい．身体障害者手帳を取得すると，補助具の購入や各種サービスへのアクセスに際し，患者負担は大幅に軽減される．

4．眼鏡処方

強度近視者は，ロービジョンクリニックを受診する時点ですでに眼鏡を持っていることが多いが，あらためて，遠方，近方，遠近，中近等，なんらかの眼鏡処方を行うことは非常に多い．

強い凹レンズを装用することによる像の縮小効果(例えば−10.00 D の凹レンズ装用では約12%縮小)があるため，コンタクトレンズによる矯正視力のほうが良好なことが多い．自覚的屈折検査の際には，頂間距離にも注意する．変性近視のほとんどは軸性近視であるため，前焦点である角膜から15 mm の距離にレンズを置くと網膜像の縮小効果が少なくなる(Knapp の法則)．眼鏡処方の際には，15 mm で測定した場合には処方箋の備考欄に頂間距離を指定する[17]．

5．偏心視の獲得

補助具の選定にあたり，偏心視が獲得されていない場合には，偏心視の獲得に向けた指導を行う．プリズムを用いて固視点を PRL に持っていく，PRL で固視できるよう眼を動かす，あるいは視標のほうを自分の PRL に持っていく等の方法を助言し，偏心視の獲得に向けた訓練を行う．眼底直視下微小視野計(MP-1™や MAIA™)を用い，PRL を確認した後，固視点を本人に自覚させることもできる．

6．視覚補助具やタブレット／アプリケーションの紹介

中心視野障害によって読み書きに困難を生じることの多いロービジョン強度近視者には，文字の拡大が有効であることが多い．臨界文字サイズを読みたい文字のサイズで除したものが拡大の倍率となる．各種のルーペ／拡大鏡，単眼鏡，拡大読書器等を検討する[2)18)19)]．

強度近視者は，近づくことによって網膜像を拡大する効果が得られるため，新聞や書物等を読むときには，裸眼で近づけて見ることが多い．見え方の質という点では，この方法が良いが，文字を書くとき等，ある程度離れた距離で見たいという訴えも多い．その場合には，なるべく完全矯正眼鏡装用下で視覚補助具を試してみる．完全矯正，低矯正，あるいは未矯正の状態によって，レンズと対象との距離および拡大率が異なることに留意する(図2)．スタンプルーペは手軽で比較的安価であるため，身体障害者手帳を取得していない患者に対しても購入を勧めることができ，喜ばれることが多い．

ある程度遠方の文字を読む際には単眼鏡が便利である．近用キャップ等のアタッチメントを取り付けることにより，遠近両方に使用できる．単眼鏡のニーズは比較的若年の患者で高いようである[6)]．ガリレオ式とケプラー式とがあり，未矯正の状態では，ガリレオ式では拡大率が下がるが，ケプラー式では拡大率が上がるので注意が必要である．単眼鏡を補装具として申請する場合には，「焦点調整式弱視眼鏡」と申請する．

拡大読書器には据え置き型や携帯型がある．国リハでは75歳以上のロービジョン強度近視者の70%が，拡大読書器をすでに保有しているか，機種変更あるいは新規購入のための選定を行った[6)]．さまざまな機種があり，遠方と近方とを切り替えることができるものもある．

羞明を訴える場合には，遮光眼鏡の処方を検討する．選定の結果，遮光眼鏡を装用すると暗くなり過ぎる等，実際には処方に至らないケースもあるが，遮光眼鏡の処方によって羞明が軽減し，見え方も改善するケースが多いことは覚えておきたい．

読み書きに困難を生じることの多いロービジョン強度近視者には，タイポスコープ(リーディングトラッカー)も有効であり，比較的安価で手作りも可能である．また，白黒反転，音声の使用等，パソコンの環境設定を整えることも有効である．スマートフォンや iPad 等のタブレットも，拡大機能や音声機能等，視覚障害者に便利な機能が備わっている．眼科医としてこれらの機能について

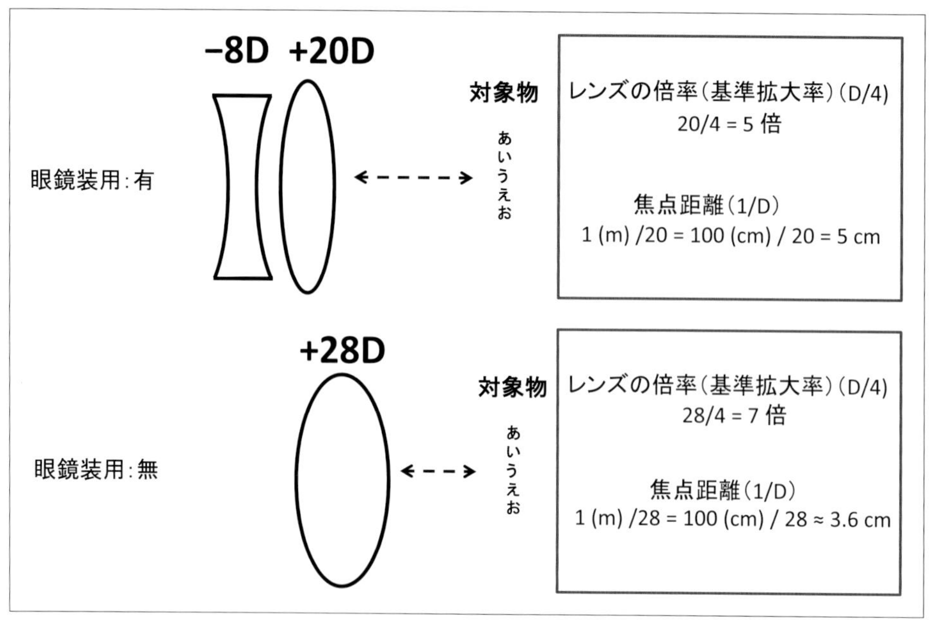

図 2.
強度近視者(−8.0 D)が，＋20.0 D の拡大鏡を使用する場合：−8.00 D の眼鏡の装用・非装用下での違い

アップデートしていきたいものである．

7．その他のロービジョンケア

強度近視者は，見えにくさや羞明を訴えてロービジョンクリニックを訪れることが多い．しかし，読み書きの手助けをする対応を続けているうちに，病変が進行し，白杖が必要となる例も散見される．歩行訓練，すなわち白杖使用の練習は，専門の教育を受けた経験豊富な人が所属する専門施設に依頼することもできる．視覚障害者支援のために地域(都道府県)ごとに連携できるネットワークがまとめられたリーフレット，スマートサイトも有効である[18]．同行援護等，障害福祉サービスの利用を紹介することも大切である[20]．

また，心理面でのサポートも重要なロービジョンケアである．視覚障害に詳しい臨床心理士等の専門職に繋ぐことができれば理想であるが，そのようなサポートは制度として立ち遅れている現状もある．眼科医が患者の読み書きや移動についての困りごとを傾聴し気にかけるだけでも，患者の不安な心が軽くなることもある．

8．ロービジョンケアの例

80 歳代前半，男性．緑内障で加療中，2 年程前から特に見えにくくなり，ロービジョンケア目的で受診．視力は右眼 0.02(0.06×−5.25 D)，左眼 0.03(0.3×−8.00 D)．両眼ともに眼内レンズ挿入眼．眼軸長は右 27.8 mm，左 28.1 mm．両眼底ともに近視性網脈絡膜萎縮性病変あり．ゴールドマン視野では両眼ともに耳下側に残っているが，中心の感度は低下．近見視力視標 0.7(視距離 8 cm)．

対応 1：身体障害者手帳 4 級を申請

対応 2：ルーペの選定と眼鏡処方．スタンプルーペ(約 2 倍)を使用すると，近見視力視標は，JB(右 −3.00 D，左 −8.00 D)で 0.6，裸眼で 0.9，＋4.0 D 装用眼鏡(約 3 倍)で 0.9(視距離 9 cm)．近用眼鏡として，右(−2.00 D)，左(−5.00 D)を処方．スタンプルーペ(約 2 倍)を貸出し，後に処方となった．

対応 3：拡大読書器の選定．トパーズ™が使いやすく，視距離 25 cm，文字サイズ 2 cm 程度が見えやすく，処方に至った．漢字も上手に書けるようになったと満足していたが，緑内障の進行に伴い視野狭窄が進行し，左矯正視力も 0.08 まで低下し，失明への不安を訴えることが多くなった．身体障害者手帳 2 級に更新．白杖操作の指導も開始した(図 3)．(架空症例)

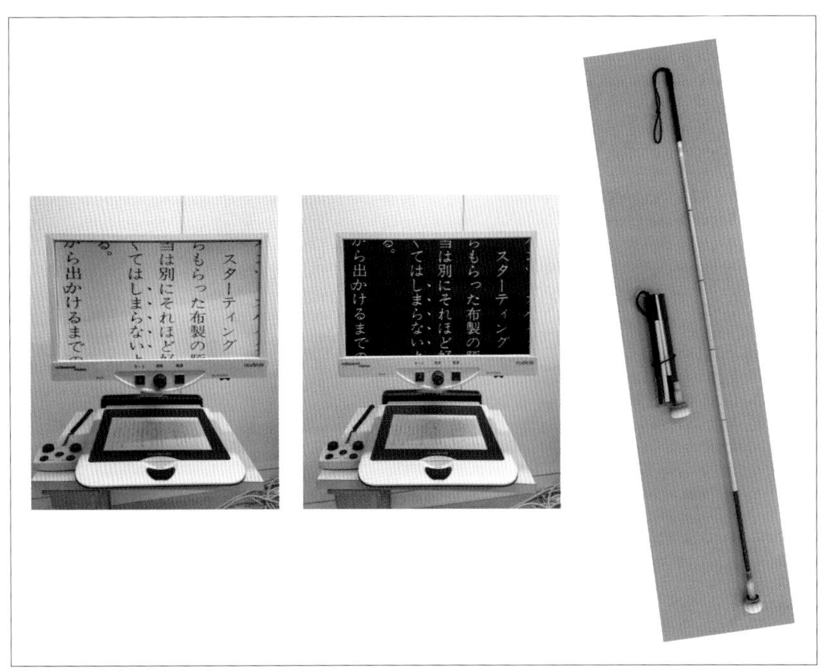

図 3. 拡大読書器と白杖(折り畳み式)

まとめ

変性(病的)近視は，強度の屈折異常にさまざまな合併症が加わった病態であり，屈折矯正は重要である．中心視野障害による読み書き困難の訴えが多いため，ルーペ／拡大鏡や拡大読書器等で近方視が改善されると満足される例が多い．一方，視機能低下の原因となる病態がさまざまであるため，症状もさまざまであり，多様なケアが求められる．ニーズを聞き取ることから始め，保有視機能の評価を行い，ニーズに応じた対応を行う．

強度近視の合併症は，治療法も進歩してきているが，ロービジョンケアと治療を両立させていくことも必要である．加齢とともに視機能が低下することが多く，ケアの内容を追加していく必要がある．強度近視のクオリティ・オブ・ライフ(QOL)を調査した結果で，強度近視者のQOLの向上には，眼の将来への不安，疾患の受容，憂鬱感，心の支え・生き甲斐といった心理状態を反映する項目が強く関与していることが示されている[21]．心理面でのサポートも心がけたい．

謝　辞

調査でご協力いただいた国立障害者リハビリテーションセンター病院 清水朋美第二診療部長，堀 寛爾眼科医長，国立障害者リハビリテーションセンター病院リハビリテーション部 三輪まり枝 視能訓練士長，西脇友紀（前)主任視能訓練士，山田明子 視能訓練士，中西 勉 機能訓練専門職に，この場を借りて深謝いたします．

文　献

1) 日本ロービジョン学会：ロービジョンについて．https://www.jslrr.org/low-vision
Summary ロービジョンケアに関連するさまざまな情報にアクセスできるようになっている．

2) Jackson AJ，Wolffsohn JS(原著)，小田浩一(総監訳)：ロービジョン・マニュアル，Low Vision Manual，エルゼビア・ジャパン，2010.

3) Igarashi-Yokoi T, Shinohara K, Fang Y, et al：Prognostic Factors for Axial Length Elongation and Posterior Staphyloma in Adults With High Myopia：A Japanese Observational Study. Am J Ophthalmol, **225**：76-85, 2021.

4) Iwase A, Araie M, Tomidokoro A, et al：Prevalence and cause of low vision and blindness in

Japanese adult population：the Tajimi Study. Ophthalmology, **113**：1354-1362, 2006.
5) 中江公裕，増田寛次郎，妹尾　正ほか：わが国における視覚障害の現状．厚生労働科学研究費科学研究費補助金　難治性疾患克服研究事業網脈絡膜・視神経萎縮症に関する研究　平成17年度総括・分担研究報告書．pp. 263-267，2006.
6) Seko Y, Yamada A, Nishiwaki Y, et al：Retrospective record view of low vision aids prescribed for highly myopic patients with visual impairment. The 17th International Myopia Conference, Sep 12, 2019.
7) 清水(西田)朋美，世古裕子，山田明子ほか：白内障手術既往のあるロービジョン患者の近見用視覚補助具処方状況．臨床眼科, **67**：281-284, 2013.
8) 清水(西田)朋美：ロービジョンケア，水晶体と屈折．眼科診療ビジュアルラーニング4(大鹿哲郎編)，中山書店，pp. 275-277，2020.
9) Cheng H, Wang L, Kane JX, et al：Accuracy of Artificial Intelligence Formulas and Axial Length Adjustments for Highly Myopic Eyes. Am J Ophthalmol, **223**：100-107, 2020.
10) Yoshida T, Ohno-Matsui K, Yasuzumi K, et al：Myopic choroidal neovascularization：a 10-year follow-up. Ophthalmology, **110**：1297-1305, 2003.
11) Ohno-Matsui K, Yoshida T, Futagami S, et al：Patchy atrophy and lacquer cracks predispose to the development of choroidal neovascularisation in pathological myopia. Br J Ophthalmol, **87**：570-573, 2003.
12) Holló G, Sándor NG, Kóthy P, et al：Influence of painless one-eye blindness on depression, anxiety and quality of life in glaucoma patients with a normal fellow eye. BMC Ophthalmol, **21**(1)：89, 2021. doi：10.1186/s12886-021-01845-2.
13) Wong YL, Sabanayagam C, Ding Y, et al：Prevalence, risk factors, and impact of myopic macular degeneration on visual impairment and functioning among adults in Singapore. Invest Ophthalmol Vis Sci, **59**：4603-4613, 2018.
14) Ohno-Matsui K, Wu PC, Yamashiro K, et al：IMI Pathologic Myopia. Invest Ophthalmol Vis Sci, **62**(5)：5, 2021. doi：10.1167/iovs.62.5.5.
Summary　病的近視について国際的に統一された分類等，最新の知見がまとめられた総説．
15) MNREAD-J-JkMan020518.id(twcu.ac.jp).
https://apps.apple.com/jp/app/mnread/id1196638274
16) 国立障害者リハビリテーションセンター(rehab.go.jp)：眼科 NEWS.
http://www.rehab.go.jp/hospital/department/consultation/shinryo/ganka/ganka-news/(附)
17) 所　敬：屈折異常とその矯正．改訂第7版，金原出版，pp. 227-229，2019.
18) 公益社団法人 日本眼科医会(low-vision.jp)：ロービジョンケア.
https://low-vision.jp/lowvision01-2
19) 日本点字図書館販売サイト　わくわく用具ショップ(nittento.or.jp).
https://yougu.nittento.or.jp/
20) 清水(西田)朋美，久保明夫：身体障害者福祉法，ロービジョンケアと社会との連携，ロービジョンケアの実際．専門医のための眼科診療クオリファイ26(山本修一編)，中山書店，pp. 230-233, 2015.
21) 二神　創，大野京子，伊藤睦子ほか：強度近視のクオリティ・オブ・ライフ-general well-being scheduleを主軸にした調査結果の解析．臨床眼科，**51**：1013-1016，1997.

附(文献16)
・視覚障害者等級計算機

MB OCULI. No. 105：67－74, 2021

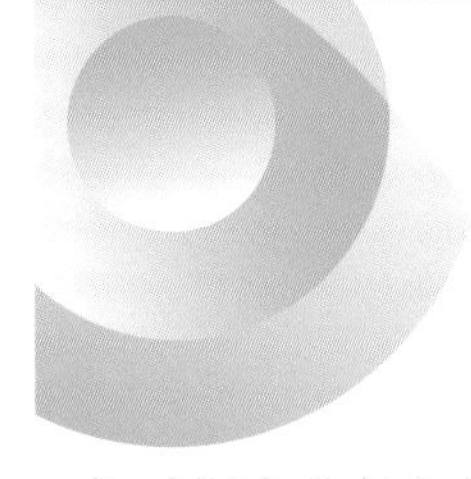

特集／強度近視・病的近視をどう診るか

近視に対する薬物治療

五十嵐多恵*

Key Words： 学童近視(school myopia)，近視予防(myopia prevention)，ClinicalTraials.gov，薬物介入(pharmaceutical intervention)，アトロピン(atropine)

Abstract：世界最大級の臨床試験登録・公開サイトであるClinicalTraials.gov(クリニカルトライアルズ・ドットゴブ)に登録された，学童近視に対する薬物介入試験から，学童近視の進行予防に対する薬物治療の動向を整理した．2021年8月4日現在，「myopia」のキーワードでは，685件の介入試験が登録されているが，このうち学童近視の進行予防に関する薬物介入試験は28件であった．この28件のうち，アトロピン点眼薬を用いたものは実に25件あり，このうち低濃度アトロピン点眼薬と他の治療法(BHVI開発点眼薬，ケトロラクトロメタミン点眼薬，オルソケラトロジー，2重焦点ソフトコンタクトレンズ，耳鍼法，梅花鍼)の併用療法の効果を調査する介入研究が8件であった．一方で，アトロピン点眼薬を用いていない介入試験は，7-メチルキサンチン内服，リボフラビン内服，0.03％エコチオパートヨウ化物点眼薬を用いた介入試験の3件であった．本稿ではこれらの治療を理解するための詳細をまとめる．

はじめに

医療技術の進歩に伴う平均寿命の延伸と相まって，世界的な若年者の近視人口の増加は，高齢期の視覚障害者人口を将来急増させると危惧されている．このため，小児期の近視進行の予防を各国が精力的に取り組んでいる．近視進行予防治療は，薬物治療，光学的治療，手術的治療に分類されるが，本稿では薬物治療に焦点をあて，現在までClinicalTraials.gov(クリニカルトライアルズ・ドットゴブ)[1]に登録されている近視進行予防の薬物による介入試験の詳細をまとめた．

* Tae IGARASHI，〒113-8519　東京都文京区湯島1-5-45　東京医科歯科大学大学院医歯学総合研究科眼科学分野，講師(キャリアアップ)

ClinicalTraials.govに登録されている薬物を用いた小児の近視進行予防の介入試験

1．内訳(表1)

世界最大級の臨床試験登録・公開サイトであるClinicalTraials.govには，2021年8月4日現在，日本を含む219か国で実施された385,788件の臨床試験が登録されている．「myopia」のキーワードでは，685件の介入試験が登録されているが，大部分は近視性黄斑部新生血管の治療もしくは角膜，水晶体の屈折矯正手術や治療に関するものである．685件のうち，薬物を用いた小児の近視進行予防の介入試験は28件である(表1)．この28件のうち，15件が現在進行中で，9件がすでに終了しており，4件は実施状況が終了していると考えられるが結果が開示されておらず詳細が不明であった．終了した9件のうち1件が中間報告を行っており，4件が最終結果を公表していた．

表 1. ClinicalTraials.gov に登録されている小児の近視進行予防を目的とした薬物の介入試験

試験のフェーズの説明：(第Ⅰ相)開発の最も初期の段階．通常は，有効性をみることを主たる目的としない．健康な志願者または特定のタイプの患者で実施される．
(第Ⅱ相)患者における介入の効果の探索を主要な目的とする段階．(第Ⅰ・Ⅱ相)第Ⅰ相と第Ⅱ相両方の性質を持つ試験．
(第Ⅲ相)介入の利益を証明または確認することを主要な目的とする段階．(第Ⅱ・Ⅲ相)第Ⅱ相と第Ⅲ相両方の性質を持つ試験．
(第Ⅳ相)医薬品についてのみ適用される．当該医薬品承認後に行われる市販後臨床試験．
(該当せず)医薬品や治療法の開発を目的としておらず，かつ，フェーズの概念を持たない試験である．以上のいずれにも該当しない．

	NCT 番号	スタディ名	フェーズ	実施状況	介入内容	デザイン	対象数(年齢)	実施国
アトロピン単独治療								
1	NCT00371124	ATOM : safety and efficacy study of 0.5%, 0.1%-0.01% atropine treatment to both eyes In treatment of myopia In children	2/3	試験終了	▶0.01%，0.1%，0.5%アトロピン	▶介入デザイン：並行群間比較 ▶ブラインド化：二重盲検	400(6-12)	シンガポール
2	NCT02130167	Low concentration atropine for myopia progression in school children	該当せず	試験終了	▶0.01%，0.05%アトロピン	▶介入デザイン：並行群間比較 ▶ブラインド化：三重(対象者，治療者，結果の評価者)	73(6-12)	台湾
3	NCT03329638	APPLE : a study assessing the efficacy and safety of DE-127 ophthalmic solution in subjects with mild or moderate myopia	2	試験終了	▶DE-127(アトロピン／参天製薬)低濃度，中濃度，高濃度	▶介入デザイン：並行群間比較 ▶ブラインド化：二重(対象者，結果の評価者)	100(6-11)	シンガポール
4	NCT03690089	Low-dose atropine eye drops to reduce progression of myopia in children in the United Kingdom (CHAMP-UK study)	2	一般募集中	▶0.01%アトロピン	▶介入デザイン：並行群間比較 ▶ブラインド化：四重盲検(対象者，治療者，結果の評価者，データの解析者)	289(6-12)	英国
5	NCT03508817	Atropine 0.01% eye drops in myopia study	1	限定募集中	▶0.01%アトロピン	▶介入デザイン：並行群間比較 ▶ブラインド化：なし(オープン)	150(6-15)	オマーン
6	NCT03350620	CHAMP : study of NVK-002 in children with myopia	3	参加者募集終了-試験継続中	▶NVK-002(アトロピン)濃度 1，2	▶介入デザイン：クロスオーバー試験 ▶ブラインド化：二重盲検(対象者，結果の評価者)	483(3-17)	米国
7	NCT03334253	MTS1 : low-dose atropine for treatment of myopia	3	参加者募集終了-試験継続中	▶0.01%アトロピン	▶介入デザイン：並行群間比較 ▶ブラインド化：一重盲検(結果の評価者)	186(5-12)	米国
8	NCT03140358	ATOM3 : the use of atropine 0.01% in the prevention and control of myopia	3	一般募集中	▶0.01%アトロピン	▶介入デザイン：並行群間比較 ▶ブラインド化：四重盲検(対象者，治療者，結果の評価者，データの解析者)	570(5-9)	シンガポール
9	NCT03374306	Topical application of low-concentration(0.01%) atropine on the human eye with fast and slow myopia progression rate	該当せず	参加者募集終了-試験継続中	▶0.01%アトロピン	▶介入デザイン：並行群間比較 ▶ブラインド化：二重盲検(対象者，結果の評価者)	80(7-10)	香港
10	NCT00541177	Study of myopia prevention in children with low concentration of atropine	4	不明-推定 2008 年終了	▶0.25%アトロピン ▶0.5%トロピカミド	▶介入デザイン：並行群間比較 ▶ブラインド化：一重盲検(結果の評価者)	60(7-12)	台湾
11	NCT04770610	Study of OT-101 in Treating Myopia	3	一般募集中	▶OT-101(0.01%アトロピン)	▶介入デザイン：並行群間比較 ▶ブラインド化：二重(対象者，結果の評価者)	678(3-15)	米国
12	NCT04699357	The Effect and Safety of Different Doses of Atropine on Myopic Progression of Highly Myopic Children : Multi-centered Randomized Clinical Trial	該当せず	開始前	▶0.01%，0.04%，0.1%アトロピン	▶介入デザイン：並行群間比較 ブラインド化：三重盲検(対象者，治療者，結果の評価者)	357(6-12)	中国
13	NCT04173780	Topical 0.01% Atropine for the Control of Fast Progressing Myopia	2/3	一般募集中	▶0.01%アトロピン	▶介入デザイン：並行群間比較 ブラインド化：三重盲検(対象者，治療者，結果の評価者)	160(4-12)	フランス
14	NCT03949101	Atropine for Children and Adolescent Myopia Progression Study	4	限定募集中	▶1%アトロピン軟膏＋0.01%アトロピン ▶0.01%アトロピン	▶介入デザイン：並行群間比較 ▶ブラインド化：なし(オープン)	222(7-12)	中国
15	NCT03942419	Microdosed Atropine 0.1% and 0.01% Ophthalmic Solutions for Reduction of Pediatric Myopia Progression	3	一般募集中	▶0.01%，0.1%アトロピン	▶介入デザイン：並行群間比較 ▶ブラインド化：四重盲検(対象者，治療者，結果の評価者，データの解析者)	420(3-12)	米国
16	NCT03918915	The Safety and Efficacy of SYD-101 in Children With Myopia	3	一般募集中	▶SYD-101(アトロピン)濃度 1，2	▶介入デザイン：並行群間比較 ▶ブラインド化：四重盲検(対象者，治療者，結果の評価者，データの解析者)	840(3-14)	米国

17	NCT03911271	Low-dose Atropine for the Prevention of Myopia Progression in Danish Children	2	参加者募集終了-試験継続中	▶0.1%アトロピン＋0.01%アトロピン併用 ▶0.01%アトロピン	▶介入デザイン：並行群間比較 ▶ブラインド化：四重盲検(対象者，治療者，結果の評価者，データの解析者)	97(6-12)	デンマーク
アトロピンと他の治療の併用								
・BHVI 点眼薬								
1	NCT03690414	Evaluation of short term use of experimental eye drops BHVI2, 0.02% atropine and BHVI2 plus 0.02% atropine eye drops	1	試験終了	▶BHVI2(experimental drug) ▶0.02%アトロピン ▶BHVI2＋0.02%アトロピン併用	▶介入デザイン：並行群間比較 ▶ブラインド化：四重盲検(対象者，治療者，結果の評価者，データの解析者)	52(6-13)	ベトナム
2	NCT04301323	Myopia Control With Novel Eye Drops	1/2	一般募集中	▶BHVI1 ▶BHVI2 ▶BHVI1＋BHVI2 併用	▶介入デザイン：並行群間比較 ▶ブラインド化：四重盲検(対象者，治療者，結果の評価者，データの解析者)	105(6-13)	ベトナム
・ケトロラクトロメタミン点眼薬(非ステロイド系抗炎症薬)								
1	NCT03402100	Eye drops study for myopia control in schoolchildren	該当せず	不明-推定2019 年終了	▶0.01%アトロピン，0.005%アトロピン，0.25%ケトロラクトロメタミン単独 ▶0.25%ケトロラクトロメタミン＋0.01%もしくは 0.05%アトロピン併用	▶介入デザイン：並行群間比較 ▶ブラインド化：四重盲検(対象者，治療者，結果の評価者，データの解析者)	150(6-12)	台湾
・オルソケラトロジーと 2 重焦点ソフトコンタクトレンズ								
1	NCT03312257	BAM：bifocal & atropine in myopia(BAM)study	該当せず	試験終了	▶＋2.50D 加入二重焦点 SCL＋0.01%アトロピン併用	▶介入デザイン：単群 ▶ブラインド化：なし(オープン)	49(7-11)	米国
2	NCT02955927	Combined atropine with orthokeratology in childhood myopia control(AOK)-a randomized controlled trial	該当せず	試験終了	▶0.01%アトロピン ▶オルソ K＋0.01%アトロピン併用	▶介入デザイン：並行群間比較 ▶ブラインド化：一重盲検(結果の評価者)	60(6-11)	香港
・耳鍼法(じしんほう)と梅花鍼(ばいかしん)								
1	NCT00457717	Myopia control by combining auricular acupoint and atropine eyedrops	1	試験終了	▶0.25%，0.5%アトロピン単独 ▶耳鍼法＋0.25%アトロピン併用	▶介入デザイン：並行群間比較 ▶ブラインド化：一重盲検(結果の評価者)	60(6-15)	台湾
2	NCT02055378	The effect of low-concentration atropine combined with auricular acupoint stimulation in myopia control	該当せず	試験終了	▶0.125%アトロピン ▶耳鍼法＋0.25%アトロピン併用	▶介入デザイン：並行群間比較 ▶ブラインド化：一重盲検(治療者)	73(6-12)	台湾
3	NCT03097198	Effect of plum-blossom needle vs tropicamide eye drops on juvenile myopia	該当せず	不明-推定2018 年終了	▶梅花鍼 ▶0.5%トロピカミド	▶介入デザイン：クロスオーバー試験 ▶ブラインド化：三重盲検(対象者，治療者，結果の評価者)	98(8-20)	中国
その他の薬剤による治療(7-メチルキサンチン内服，リボフラビン内服，0.03%エコチオパートヨウ化物点眼薬)								
1	NCT00263471	Myopia progression and the effect of 7-methylxanthine	2	試験終了	▶7-メチルキサンチン内服	▶介入デザイン：並行群間比較 ▶ブラインド化：二重盲検	90(8-13)	デンマーク
2	NCT02544529	Echothiophate iodide for the prevention of progression of myopia	4	不明-推定2015 年終了	▶0.03%エコチオパートヨウ化物点眼薬	▶介入デザイン：単群 ▶ブラインド化：三重(対象者，治療者，結果の評価者)	33(9-15)	米国
3	NCT03552016	Evaluation of progression of myopia in children treated with vitamin B2 and outdoor sunlight exposure	2	一般募集中	▶200 mg，400 mg リボフラビン内服	▶介入デザイン：単群 ▶ブラインド化：三重(対象者，治療者，結果の評価者)	100(6-12)	米国

また28件の小児の近視進行予防を目的とした薬物の介入試験のなかで，アトロピン点眼薬を用いたものは実に25件あり，このうち低濃度アトロピン点眼薬と他の治療法(BHVI開発点眼薬，ケトロラクトロメタミン点眼薬，オルソケラトロジー，2重焦点ソフトコンタクトレンズ，耳鍼法，梅花鍼)の併用療法の効果を調査する介入研究が8件であった．一方で，アトロピン点眼薬を用いていない介入試験は，7-メチルキサンチン内服，リボフラビン内服，0.03%エコチオパートヨウ化物点眼薬を用いた介入試験の3件であった．

2．介入試験に用いられた薬剤の効果と作用機序

1）アトロピン

a）作用機序

ムスカリン性アセチルコチン受容体(mAChR)は，7回膜貫通型のGタンパク質共役受容体であり，主に副交感神経の活動に関与する．mAChRには5つのサブタイプがあり，M1，M3，M5はホスホリパーゼCを活性化するGq型に結合し，M2とM4はアデニル酸シクラーゼを阻害してcAMPレベルを低下させるGi型に結合する．アトロピンは，非選択的mAChR拮抗薬であり，近視進行抑制効果があることが知られているが，その作用機序にはmAChRを介する説と，mAChRを介さない説がある[2)]．

mAChRを介して近視を抑制する機序としては，アトロピンの調節麻痺作用を介する説が古くから唱えられてきた．しかしアトロピンは，毛様体平滑筋のないヒヨコでも近視抑制を示すことや，毛様体筋がmAChRではなくニコチン性受容体を含むニワトリでも抑制効果を維持することから，調節システムを介さずに，網膜・脈絡膜・強膜等に分布するムスカリン受容体に直接作用していると考えられるようになった．一方で，アトロピンがmAChRを介さずに近視抑制効果を示す説の根拠には，ニワトリを用いた実験で，アトロピン以外の他のmAChR拮抗薬は近視抑制効果を示さないこと，アセチルコリンの供給源であるアマクリン細胞を除去してもアトロピンの抑制効果に差がないこと，mAChR拮抗薬の多くはα2Aアドレナリン受容体の阻害作用を併せ持つが，この阻害作用がヒヨコの遮蔽近視モデルの近視抑制効果と相関する一方で，M4受容体拮抗作用とは関連しないこと等が挙げられている．

アトロピンの具体的な作用機序については，未だに定論がないが，有力な説の1つが，アトロピンが網膜アマクリン細胞のmAChRに結合してドーパミンを放出し，眼軸延長を阻害する機序である．その他の有力な説として，アトロピンは強膜に直接作用して強膜のリモデリングや伸展を抑制する説がある．実際に，ヒヨコの遮蔽近視モデルの後部強膜では，DNA合成とグリコサミノグリカン産生が増加しているが，これらはmAChR拮抗薬であるアトロピン，選択的M1/4拮抗薬であるピレンゼピンで抑制される．さらに，近視が慢性炎症疾患(ぶどう膜炎，全身性エリテマトーデス等)の小児で頻度が高いことから，アトロピンの抗炎症効果が近視進行抑制を生じている可能性も指摘されている．ハムスターの遮蔽近視モデルでは，NF-κB，IL-6，TNF-α等の炎症の主要マーカーが増加するが，アトロピン投与によって，これらの炎症マーカーと近視の程度が有意に低下することが示されている．

b）アトロピン単独での治療

臨床試験では，現在，低濃度アトロピン点眼は近視進行を遅らせる最も有効な治療法とされており，実用化に向けて数多くの比較試験が実施されている．0.01%点眼は，効果の出現まで約半年〜1年ほどかかるが，1日1回就寝前に点眼するだけの手軽さ，低年齢から始められること，副作用が少ないことから世界的にも広く普及しており，他の治療と併せて使用されることも多い．低濃度点眼のなかでは0.01%点眼が現在の主流だが，LAMP(Low-concentration Atropine for Myopia Progression)studyでは0.05%点眼で最も強く近視抑制効果が確認されている[3)]．しかし，0.05%点眼を休薬した際にリバウンドが生じるかの報告はまだ行われていない．その他，ATOM(Atropine for the Treatment of Myopia)3 studyでは0.01%点眼の近視発症予防効果が，CHAMP-UK(Childhood Atropine for Myopia Progression in the UK)studyでは－10 Dまでの強度近視に対する0.01%点眼の予防効果が検討されている．さらに2021年1月に中国でも強度近視の小児を対象に，0.01%，0.04%，0.1%アトロピン点眼の有効性を調査する臨床試験が登録され，リクルートが開始されようとしている．

また近年は，治療の初期に進行が早い低年齢の症例等では，初年度の効果発現が早い，より高濃度のアトロピンを，必要があれば調光眼鏡や多焦点眼鏡を処方しながら開始し，その後，リバウンドを予防するために徐々に濃度を漸減し，最終的に17歳ごろまでは0.01%点眼を3～4年使用するプロトコールが提案されている[4)5)]．このような導入段階で濃度の高いアトロピンを使用するプロトコールの有用性を評価するために，2019年に中国から，導入期の6か月間1%アトロピン眼軟膏を投与し(眠前1%アトロピン眼軟膏を1週間連続投与し，その後週1回のみ投与)，残りの18か月は0.01%点眼薬を投与した群と，2年間0.01%点眼単独投与のみであった群の，近視進行量を比較する臨床試験が登録された．さらにデンマークからは，導入期6か月は0.1%点眼を使用し，その後18か月は0.01%点眼を使用する群と，2年間0.01%点眼のみを使用した群を比較する臨床試験が登録された．

c）アトロピンの併用療法

アトロピン点眼の眼軸長伸展抑制効果は濃度依存的であり，最も濃度の薄い0.01%点眼では有意な眼軸長伸展抑制効果がATOM 2 study，LAMP studyでは示されなかった．有効な眼軸長伸展抑制を得るには0.01%より高いアトロピン点眼を使用するか，またはそのような効果を有する他の薬剤や治療法と組み合わせて使用する必要性が示唆される．

i）BHVI点眼薬とケトロラクトロメタミン点眼薬(非ステロイド系抗炎症薬)

オーストラリアのブライアンホールデン眼研究所が開発したBHVI点眼薬と低濃度点眼との併用療法の効果を検証する第1相試験がベトナムで実施された．現在，その結果を踏まえ，第1/2相試験が始まっている．

一方で，先述したように慢性炎症が近視を惹起する説があるが，コホートスタディでもアレルギー性結膜炎の小児は，そうではない小児と比較して，近視の発症リスクが高いことが示されている(ハザード比：2.35，95% CI：2.29～2.40)[6)]．ヒヨコのレンズ誘発近視で，非ステロイド系抗炎症薬であるケトロラクトロメタミン点眼薬が，眼軸長伸展を抑制することが示されている[7)]．0.01%および0.005%アトロピン点眼に，0.25%ケトロラクトロメタミン点眼薬を併用した場合の効果を検証する臨床試験が台湾で実施され，2019年末に試験終了となっているが結果はまだ開示されていない．

ii）オルソケラトロジーと2重焦点ソフトコンタクトレンズ

0.01%アトロピン点眼と光学的治療を併用し，より強い抑制効果を得ようとする試みも実施されている．

米国で実施されたThe Bifocal & Atropine in Myopia(BAM)studyは，＋2.50 D加入の1dayソフトコンタクトレンズであるBiofinity Multifocal(CooperVision，Victor，NY)を第一選択として，フィッティング不良の場合は，Proclear Multifocal(CooperVision)を第二選択として用いた0.01%点眼との併用療法の効果を検証するスタディである[8)]．対象群は同様の＋2.50 D加入ソフトコンタクトレンズの近視進行抑制効果を検証したthe BLINK studyの過去のデータを用いている[9)]．2020年6月に3年の実施期間が終了しているが結果はまだ開示されていない．

一方で，オルソケラトロジーと0.01%点眼との併用療法には，香港のAOK(combined Atropine

with Orthokeratology）study が登録されている[10]．1年間の結果報告では，併用群はオルソケラトロジー単独群と比較して有意に眼軸長伸展が抑制されていた（併用群 vs オルソケラトロジー単独群，0.07±0.16 mm vs 0.16±0.15 mm：p＝0.03）．また治療の前半6か月と後半6か月を比較した結果，両群の眼軸伸展に有意な差が認められるのは前半のみであった．このことから，0.01％点眼の相加作用は治療開始6か月で出現している可能性があり，併用療法をどの程度継続すべきかは，今後の検討課題である．2年間の AOK study の結果報告が待たれるが，すでに日本で Kinoshita らが AOK study と類似した研究の2年間の結果報告を行っており，2年間で併用群は単独群よりも有意な抑制効果を示している（併用群 vsオルソケラトロジー単独群，0.29±0.20 mm vs 0.40±0.23 mm：p＝0.03）[11]．－3.00～－1.00 D の弱度近視群と－6.00～－3.01 D の中等度近視群に分けたサブグループ解析では，両群に有意差が認められたのは弱度近視群のみであり，併用療法の相加作用が得られるのは弱度近視までのみであることが示唆される．

iii）耳鍼法（じしんほう）と梅花鍼（ばいかしん）

台湾で耳鍼法（じしんほう：いわゆる耳ツボ）と中濃度アトロピン点眼の併用療法の効果を検討した無作為化比較試験が2つある．1つ目は6～12歳の小児を対象に，0.125％点眼単独治療と，0.125％点眼と週1回の耳鍼法の併用療法を，平均14.7か月比較した[12]．併用群と単独群では，併用群で有意な近視進行抑制（－0.41 D vs －0.66 D，p＜0.001），眼軸伸展抑制（0.24 mm/年 vs 0.32 mm/年，p＝0.0004），眼圧下降（－1.01 mm Hg/年 vs －0.13 mm Hg/年，p＝0.006）が得られた．しかし，併用群では，小児が週1回耳鍼法に通院することが困難であること，痛みに耐えられないことから，少なくとも6か月の治療継続が可能であった症例は全体の 37.0％しかなく，耳鍼法が小児には実用的でないことが示唆された．もう1つの比較試験では，対象を 0.25％点眼単独，0.5％点眼単独，0.25％点眼と1日3回の耳鍼法の併用群で比較した[13]．平均8.3か月の経過観察の結果，0.25％点眼耳鍼法併用群は，0.5％点眼単独群と同様の近視進行抑制を得ており（0.15 D/年 vs 0.21 D/年，p＝1.00），0.25％単独群と比較し有意な抑制効果を示した（0.21 D/年 vs 0.38 D/年，p＜0.05）．この方法では小児でも脱落者がほとんどないが，追跡期間が 8.3 か月と非常に短いこと，基本的に普及が難しい治療法であることから，抑制治療の選択肢としての一般化は困難と考えられている．

一方，現在中国では，従来から普及している 0.5％トロピカミドによる近視予防を対象に，梅花鍼（ばいかしん：中国の鍼治療の1つでいわゆる「刺さない鍼」）療法の効果を比較検証する比較試験が実施されている．

2）7-メチルキサンチン内服

7-メチルキサンチンは非選択的アデノシン受容体拮抗薬であり，カフェインの代謝産物である．網膜と強膜のドーパミン受容体とアセチルコリン受容体を制御する作用がある．動物実験では経口 7-メチルキサンチンはレンズ誘発近視の霊長類モデルで軸性近視を軽減することが示されている[14]．これまでのところ，経口 7-メチルキサンチンの近視進行予防効果を検討した報告は1つだけで，デンマークで8～13歳までの近視の小児68名（平均年齢 11.3 歳）を対象に，7-メチルキサンチン錠内服の効果を 36 か月間調査した二重盲検比較試験である[15]．7-メチルキサンチン内服群ではプラセボ群と比較し，1年後，2年後とも有意に近視進行度数および眼軸延長が抑制された．対象は治療前の眼軸長伸展速度に基づき中等度伸展群（0.075～0.190 mm/6 か月）と高度伸展群（0.200～0.390 mm/6 か月）の2つのサブグループに分類されているが，7-メチルキサンチン内服群は，中等度伸展群において，高度伸展群よりも眼軸伸展抑制効果が高かった（12 か月の眼軸伸展量の比較（7-MX vs プラセボ群）；中等度伸展群 0.192±0.100 mm vs 0.247±0.099 mm，高度伸展群 0.349±0.149 mm vs 0.380±0.173 mm）．副作用の発生はなく，近視の進行が落ち着く20歳頃までの内服は可能と考えられ，安全かつ有効な経口薬である可能性があり，今後の多施設の研究成果が期待される．

3）リボフラビン内服

紫外線 A（UVA）とリボフラビンを使用したコラーゲン架橋によって強膜を強化し，近視進行を予防しようとする試みが実施されている．実験近視ではモルモットのレンズ誘発近視モデルにおいて，経口リボフラビンと全身 UVA 照射が，強膜厚を増加させながら，近視進行，眼軸延長，および強膜マトリックスメタロプロテナーゼ-2（MMP-2）の産生を大幅に減少させることが示されている[16]．2018 年に米国から登録された比較試験では，参加者は 200 mg もしくは 400 mg の経口リボフラビンを 6 か月間毎日内服すると同時に，毎日 30 分間屋外に出て紫外線曝露の機会を持つ．3 年間プラセボ群と近視進行量を追跡するプトロコールであり，現在リクルートが開始されている．

4）0.03%エコチオパートヨウ化物点眼薬

コリンエステラーゼ阻害剤または間接コリン作動薬であるエコチオパートヨウ化物は，緑内障，小児の調節性内斜視，老眼等の多くの眼合併症の治療に使用されてきた．2015 年，米国で 0.03%エコチオパートヨウ化物点眼薬を近視の子どもに週 3 回 18 週間投与する無作為化二重盲検比較試験が臨床試験として登録された．2015 年に完了しているが，リファレンスが付与されておらず結果は開示されていない．

おわりに

2021 年 8 月までに ClinicalTraials.gov に登録された近視進行予防の薬物による介入試験の詳細をまとめた．大半が低濃度アトロピンを用いた臨床試験であり，アトロピンの実用化に向けてさまざまな臨床学的検討が実施されていることがわかる．BHVI 開発点眼薬，7-メチルキサンチン内服，リボフラビン内服等の新たな薬物療法に関しても，今後の報告や，研究の進展が期待される．

文　献

1）ClinicalTrials.gov：https://clinicaltrials.gov/ct2/home

2）Vutipongsatorn K, Yokoi T, Ohno-Matsui K：Current and emerging pharmaceutical interventions for myopia. Br J Ophthalmol, **103**(11)：1539-1548, 2019.
Summary　ClinicalTrials.gov に登録された近視の薬物治療をまとめた論文．

3）Yam JC, Li FF, Zhang X, et al：Two-Year Clinical Trial of the Low-concentration Atropine for Myopia Progression（LAMP）Study：Phase 2 Report. Ophthalmology, Published online 2020. doi：10.1016/j.ophtha.2019.12.011

4）Galvis V, Tello A, Parra MM, et al：Re：Chia et al.：five-year clinical trial on atropine for the treatment of myopia 2：myopia control with atropine 0.01% eyedrops（Ophthalmology 2016；123：391-9）. Ophthalmology, **123**(6)：e40-e41, 2016.

5）Tideman JWL, Polling JR, Vingerling JR, et al：Axial length growth and the risk of developing myopia in European children. Acta Ophthalmol, **96**(3)：301-309, 2018.

6）Wei CC, Kung YJ, Chen CS, et al：Allergic Conjunctivitis-induced retinal inflammation promotes myopia progression. EBioMedicine, **28**：274-286, 2018.

7）Luu CD, Foo H, Crewther SG, et al：Effects of a non-steroidal（ketorolac tromethamine）and a steroidal（dexamethasone）anti-inflammatory drug on refractive state and ocular growth. Clin Exp Ophthalmol, **29**：175-178, 2001.

8）Huang J, Mutti DO, Jones-Jordan LA, et al：Bifocal & Atropine in Myopia Study：Baseline Data and Methods. Optom Vis Sci, **96**(5)：335-344, 2019. doi：10.1097/OPX.0000000000001378

9）Walline JJ, Gaume Giannoni A, Sinnott LT, et al：A Randomized Trial of Soft Multifocal Contact Lenses for Myopia Control：Baseline Data and Methods. Optom Vis Sci, **94**(9)：856-866, 2017. doi：10.1097/OPX.0000000000001106

10）Tan Q, Ng ALK, Cheng GPM, et al：Combined Atropine with Orthokeratology for Myopia Con-

trol : Study Design and Preliminary Results. Curr Eye Res, **44**(6) : 671-678, 2019. doi : 10.1080/02713683.2019.1568501
11) Kinoshita N, Konno Y, Hamada N, et al : Efficacy of combined orthokeratology and 0.01% atropine solution for slowing axial elongation in children with myopia : a 2-year randomised trial. Sci Rep, **10**(1) : 1-11, 2020. doi : 10.1038/s41598-020-69710-8
12) Cheng HC, Hsieh YT : The effect of low-concentration atropine combined with auricular acupoint stimulation in myopia control. Complement Ther Med, **22** : 449-455, 2014.
13) Liang CK, Ho TY, Li TC, et al : A combined therapy using stimulating auricular acupoints enhances lower-level atropine eyedrops when used for myopia control in school-aged children evaluated by a pilot randomized controlled clinical trial. Complement Ther Med, **16** : 305-310, 2008.
14) Hung LF, Arumugam B, Ostrin L, et al : The adenosine receptor antagonist, 7-methylxanthine, alters emmetropizing responses in infant macaques. Invest Ophthalmol Vis Sci, **59** : 472-486, 2018.
15) Trier K, Munk Ribel-Madsen S, Cui D, et al : Systemic 7-methylxanthine in retarding axial eye growth and myopia progression : a 36-month pilot study. J Ocul Biol Dis Infor, **1**(2-4) : 85-93, 2008.
16) Li X, Wu M, Zhang L, et al : Riboflavin and ultraviolet A irradiation for the prevention of progressive myopia in a guinea pig model. Exp Eye Res, **165** : 1-6, 2017.

新刊

まず知っておきたい！
がん治療のお金，医療サービス事典

編集 山﨑知子（宮城県立がんセンター 頭頸部内科　診療科長）

2021 年 6 月　定価 2,200 円（本体 2,000 円）　A5 判　244 頁

治療費用や使える医療サービス・制度、正しい情報収集の方法など、がん治療にあたってまず知っておきたい知識を一冊にまとめました。患者さんからよくある質問や、症例紹介も交えながら、日々がん患者さんにかかわる医師、歯科医師、看護師、薬剤師、理学療法士、医療ソーシャルワーカーの多職種にわたる執筆陣が、丁寧に解説しました！

主な目次

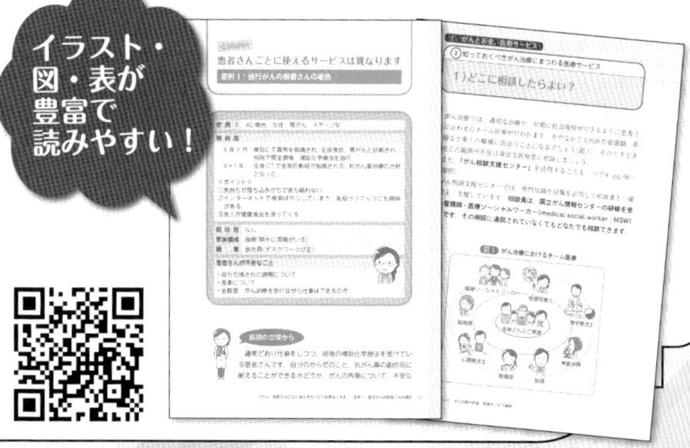

さらに詳しくはこちら

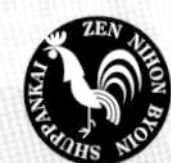

全日本病院出版会
〒113-0033 東京都文京区本郷 3-16-4　Tel:03-5689-5989
www.zenniti.com　Fax:03-5689-8030

FAXによる注文・住所変更届け

改定：2015年1月

毎度ご購読いただきましてありがとうございます.

読者の皆様方に小社の本をより確実にお届けさせていただくために，FAXでのご注文・住所変更届けを受けつけております．この機会に是非ご利用ください.

◇ご利用方法

FAX専用注文書･住所変更届けは，そのまま切り離してFAX用紙としてご利用ください．また，注文の場合手続き終了後，ご購入商品と郵便振替用紙を同封してお送りいたします．**代金が5,000円をこえる場合，代金引換便とさせて頂きます**．その他，申し込み・変更届けの方法は電話，郵便はがきも同様です.

◇代金引換について

本の代金が5,000円をこえる場合，代金引換とさせて頂きます．配達員が商品をお届けした際に，現金またはクレジットカード･デビットカードにて代金を配達員にお支払い下さい(本の代金＋消費税＋送料)．(※年間定期購読と同時に5,000円をこえるご注文を頂いた場合は代金引換とはなりません．郵便振替用紙を同封して発送いたします．代金後払いという形になります．送料は定期購読を含むご注文の場合は頂きません)

◇年間定期購読のお申し込みについて

年間定期購読は，1年分を前金で頂いておりますため，代金引換とはなりません．郵便振替用紙を本と同封または別送いたします．送料無料，また何月号からでもお申込み頂けます.

毎年末，次年度定期購読のご案内をお送りいたしますので，定期購読更新のお手間が非常に少なく済みます.

◇住所変更届けについて

年間購読をお申し込みされております方は，その期間中お届け先が変更します際，必ずご連絡下さいますようよろしくお願い致します.

◇取消，変更について

取消，変更につきましては，お早めにFAX，お電話でお知らせ下さい.

返品は，原則として受けつけておりませんが，返品の場合の郵送料はお客様負担とさせていただきます．その際は必ず小社へご連絡ください.

◇ご送本について

ご送本につきましては，ご注文がありましてから約1週間前後とみていただきたいと思います．お急ぎの方は，ご注文の際にその旨をご記入ください．至急送らせていただきます．2～3日でお手元に届くように手配いたします.

◇個人情報の利用目的

お客様から収集させていただいた個人情報，ご注文情報は本サービスを提供する目的(本の発送，ご注文内容の確認，問い合わせに対しての回答等)以外には利用することはございません.

その他，ご不明な点は小社までご連絡ください.

株式会社 全日本病院出版会
〒113-0033 東京都文京区本郷3-16-4-7F
電話03(5689)5989　FAX03(5689)8030　郵便振替口座00160-9-58753

FAX 専用注文書

年　月　日

○印	MB　OCULISTA 5 周年記念書籍	定価(税込)	冊数
	すぐに役立つ眼科日常診療のポイント―私はこうしている―	10,450 円	

（本書籍は定期購読には含まれておりません）

○印	MB　OCULISTA	定価(税込)	冊数
	(予約) 2022 年 1 月～12 月定期購読 (No. 106～117：計 12 冊) (送料弊社負担)	41,800 円	
	2021 年バックナンバーセット (No. 94～105：計 12 冊) (送料弊社負担)	41,800 円	
	2020 年バックナンバーセット (No. 82～93：計 12 冊) (送料弊社負担)	41,800 円	
	No. 104　硝子体混濁を見逃さない！	3,300 円	
	No. 103　眼科医のための学校保健ガイド―最近の動向―	3,300 円	
	No. 102　水晶体脱臼・偏位と虹彩欠損トラブル	3,300 円	
	No. 101　超高齢者への眼科診療―傾向と対策―	3,300 円	
	No. 100　オキュラーサーフェス診療の基本と実践	3,300 円	
	No. 99　斜視のロジック 系統的診察法	3,300 円	
	No. 98　こども眼科外来 はじめの一歩―乳幼児から小児まで―	3,300 円	
	No. 97　ICL のここが知りたい―基本から臨床まで―	3,300 円	
	No. 96　眼科診療ガイドラインの活用法 増大号	5,500 円	
	No. 84　眼科鑑別診断の勘どころ 増大号	5,500 円	
	No. 72　Brush up 眼感染症―診断と治療の温故知新― 増大号	5,500 円	
	No. 60　進化する OCT 活用術―基礎から最新まで― 増大号	5,500 円	
	その他号数（号数と冊数をご記入ください） No.		

○印	書籍・雑誌名	定価(税込)	冊数
	美容外科手術―合併症と対策―	22,000 円	
	ここからスタート！眼形成手術の基本手技	8,250 円	
	超アトラス 眼瞼手術―眼科・形成外科の考えるポイント―	10,780 円	
	PEPARS No. 171 眼瞼の手術アトラス―手術の流れが見える― 増大号	5,720 円	
	PEPARS No. 147 美容医療の安全管理とトラブルシューティング 増大号	5,720 円	

お名前	フリガナ ㊞	診療科
ご送付先	〒　－ □自宅　□お勤め先	
電話番号	□自宅　□お勤め先	

雑誌・書籍の申し込み合計 5,000 円以上のご注文は代金引換発送になります

―お問い合わせ先―
㈱全日本病院出版会営業部
電話 03(5689)5989
FAX 03(5689)8030

全日本病院出版会行

FAX 03-5689-8030

年　　月　　日

住所変更届け

お名前	フリガナ
お客様番号	毎回お送りしています封筒のお名前の右上に印字されております8ケタの番号をご記入下さい。
新お届け先	〒　　　　都道府県
新電話番号	（　　　　）
変更日付	年　月　日より　　　　月号より
旧お届け先	〒

※ 年間購読を注文されております雑誌・書籍名に✓を付けて下さい。

- □ Monthly Book Orthopaedics（月刊誌）
- □ Monthly Book Derma.（月刊誌）
- □ 整形外科最小侵襲手術ジャーナル（季刊誌）
- □ Monthly Book Medical Rehabilitation（月刊誌）
- □ Monthly Book ENTONI（月刊誌）
- □ PEPARS（月刊誌）
- □ Monthly Book OCULISTA（月刊誌）

FAX 03-5689-8030

全日本病院出版会行

ここからスタート！

眼形成手術の基本手技

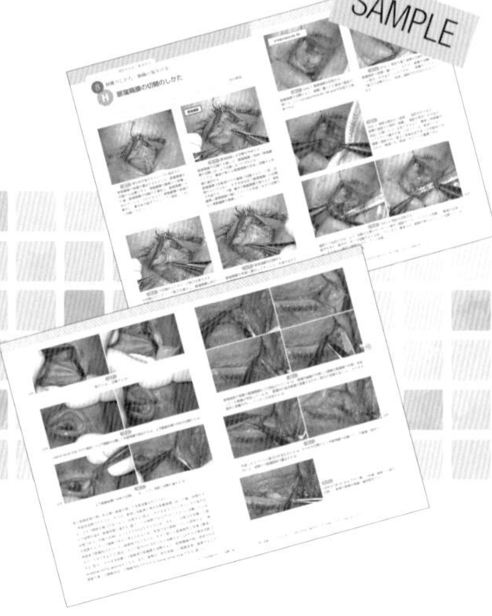

編集　**鹿嶋友敬**　新前橋かしま眼科形成外科クリニック
群馬大学眼科
帝京大学眼科
今川幸宏　大阪回生病院眼科
田邉美香　九州大学大学院医学研究院眼科学分野

B5 判　オールカラー　184 頁
定価（本体価格 7,500 円＋税）
2018 年 1 月発行

眼形成手術に必要な器具の使い方、症例に応じた手術デザインをはじめ、麻酔、消毒、ドレーピングを含めた術中手技の実際を、多数の写真やシェーマを用いて気鋭のエキスパートが解説！
これから眼形成手術を学んでいきたい眼科、形成外科、美容外科の先生方にぜひ手に取っていただきたい１冊です。

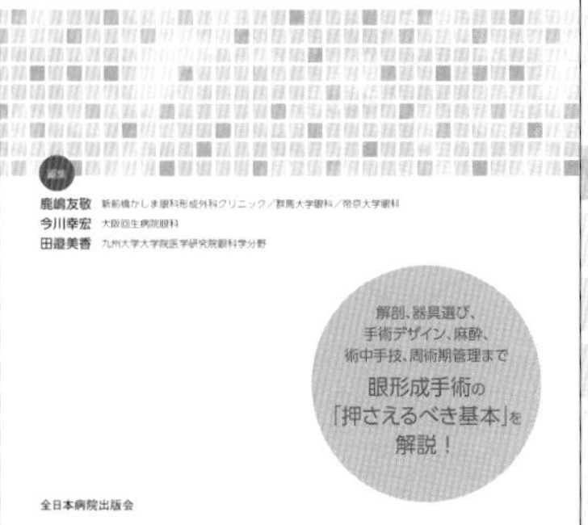

CONTENTS

全日本病院出版会　〒113-0033 東京都文京区本郷 3-16-4　Tel:03-5689-5989
www.zenniti.com　Fax:03-5689-8030

Monthly Book OCULISTA バックナンバー一覧

2021.11. 現在

通常号 3, 300 円(本体 3, 000 円＋税)　増大号 5, 500 円(本体 5, 000 円＋税)

各目次等の詳しい内容はホームページ(www.zenniti.com)をご覧ください.

次号予告(1月号)

角結膜疾患における小手術
―基本手技と達人のコツ―

編集企画／金沢大学病院眼科臨床准教授
小林　顕

No. 105　編集企画：
馬場隆之　千葉大学准教授

Monthly Book OCULISTA　No. 105

2021 年 12 月 15 日発行（毎月 15 日発行）
定価は表紙に表示してあります．
Printed in Japan

発行者　末　定　広　光
発行所　株式会社　**全日本病院出版会**
〒113-0033 東京都文京区本郷 3 丁目 16 番 4 号 7 階
電話（03）5689-5989　Fax（03）5689-8030
郵便振替口座 00160-9-58753
印刷・製本　三報社印刷株式会社　電話（03）3637-0005
広告取扱店　㈱メディカルブレーン　電話（03）3814-5980